Shivam Kapoor

Burnout em medicina dentária: Um Retrato Narrativo

Shivam Kapoor

Burnout em medicina dentária: Um Retrato Narrativo

ScienciaScripts

Imprint
Any brand names and product names mentioned in this book are subject to trademark, brand or patent protection and are trademarks or registered trademarks of their respective holders. The use of brand names, product names, common names, trade names, product descriptions etc. even without a particular marking in this work is in no way to be construed to mean that such names may be regarded as unrestricted in respect of trademark and brand protection legislation and could thus be used by anyone.

Cover image: www.ingimage.com

This book is a translation from the original published under ISBN 978-3-330-34762-5.

Publisher:
Sciencia Scripts
is a trademark of
Dodo Books Indian Ocean Ltd. and OmniScriptum S.R.L publishing group

120 High Road, East Finchley, London, N2 9ED, United Kingdom
Str. Armeneasca 28/1, office 1, Chisinau MD-2012, Republic of Moldova, Europe
Printed at: see last page
ISBN: 978-620-7-88406-3

ÍNDICE

RECONHECIMENTO

Este livro representa não só o meu trabalho no teclado, mas também um marco nos meus últimos onze anos de medicina dentária. Este livro representa o trabalho não só meu, mas de dezenas de pessoas, a quem quero agradecer.

Em primeiro lugar, o **Dr. Manjunath P Puranik**, Diretor do Departamento e Professor, Departamento de Odontologia de Saúde Pública, Govt. Dental College & Research Institute, Bengaluru. Como supervisor deste trabalho, o seu papel é pletórico. Não me enganaria se dissesse que ele foi a minha alma motivadora ao longo desta investigação. A sua visão do trabalho e a sua clarividência fazem com que qualquer tarefa pareça possível. Ficarei para sempre em dívida para com ele pela sua motivação, encorajamento e afeto que me concedeu. **Dra. Uma SR**, Professora Assistente, Departamento de Saúde Pública Dentária, Faculdade de Medicina Dentária e Instituto de Investigação do Governo. A co-orientadora deste trabalho tem sido uma luz orientadora ao longo de todo o processo. Ajudou-me não só a nível académico, mas também a nível emocional, ao longo de todo o caminho difícil para terminar esta dissertação. Orientou-me e corrigiu-me constantemente, mesmo quando cometi os mesmos erros.

Os meus colegas e amigos de pós-graduação: O **Dr. Gaurav Gupta, o Dr. Gaurav Sharma e a Dra. Anushri M**, foram os pilares da minha força e estiveram sempre presentes, independentemente da hora do dia em que lhes pedi ajuda. Estou em dívida para com todo o pessoal de apoio do departamento que tem estado constantemente ao meu lado.

Dra. Swati Jain e Dra. Rashmi Mehra, as minhas amigas que me apoiaram e me ouviram pacientemente e me impulsionaram nos últimos dias deste projeto.

Este reconhecimento estaria incompleto sem a menção à MINHA FAMÍLIA - os meus pais, **Sr. Raj Kamal Kapoor e Sra. Poornima Kapoor**; a minha irmã, **Sra. Hina Bhandula** e o meu adorável sobrinho **Daksh**. Foram sempre uma fonte constante de motivação e encorajamento. Agradeço-lhes por terem sido pacientes comigo quando não os pude visitar durante dias seguidos!!!

Por último, agradeço à Lambert Academic Publishing por ter apresentado esta questão sensível e por me ter permitido publicar o aspeto narrativo do esgotamento em medicina dentária. Estou ansioso por escrever outro em breve!

LISTA DE ABREVIATURAS

ACTA	Academic Centre for Dentistry Amsterdam
BM	Burnout Measures
BCSQ	Burnout Clinical Subtype Questionnaire
CDS-9	Cambridge Depersonalization Scale
CF	Compassion Fatigue
CI	Confidence Interval
DP	Depersonalization
DES	Dental Environment Stress Questionnaire
DEWSS	Dentists' Experienced Work Stress Scale
EE	Emotional Exhaustion
E-I;S-N;T-F;J-P	Extrovert-Introvert; Sensing-iNtuition; Thinking-Feeling; and Judging-Perceiving.
GDPs	General Dental Practitioners
GDES	Graduate Dental Environment Stress
GHQ	General Health Questionnaire
HADS	Hospital Anxiety and Depression Scale
JUST	Jordan University of Science and Technology
MBTI	Myers Briggs Type Indicator
MBI	Maslach Burnout Inventory
MBI-HSS	Maslach Burnout Inventory- Human Services Survey
MBI-NL	Dutch version of the Maslach Burnout Inventory

MBI-SS	Maslach Burnout Inventory-Student Survey
NHS	National Health Service
OR	Odds Ratio
P	Probability
PA	Personal Accomplishment
PhD	Doctor of Philosophy
PTSD	Post-Traumatic Stress Disorder
RPA	Reduced Personal Accomplishment
TEC-DE	Tetradimensional Estructural Questionnaire for Depression
UBOS-C	Utresche Burnout Schaal
UJ	University of Jordan
UK	United Kingdom
USA	United States of America
UWES	Utrecht Work Engagement Scale
VOEG	Vragenlijst Onderzoek Ervaren Gezondheid
Vs	Versus
%	Percent

1. INTRODUÇÃO

À medida que evoluímos com as novas tecnologias e com a mudança das condições socioeconómicas, as nossas práticas e culturas de trabalho estão constantemente a variar. Os ambientes de trabalho mudaram consideravelmente ao longo dos anos e continuam a evoluir. O ambiente de trabalho é a soma das condições externas e dos manipuladores que prevalecem no local de trabalho e que afectam a saúde da população ativa. O bem-estar mental tende a ser o principal desafio enfrentado pelos trabalhadores no mundo atual.

O stress é um mecanismo de sobrevivência a curto prazo, mas durante longos períodos de tempo, o stress pode afetar negativamente o trabalhador. O estado das reacções ao stress depende dos mecanismos de sobrevivência que a pessoa desenvolve. Um desses mecanismos que pode afetar negativamente o trabalhador é o burnout.

A utilização do termo "burnout" remonta à década de 1940: a cessação do funcionamento de um motor a jato ou de um foguetão. Apareceu no romance de Greene "A burn out case" (1961) que retratava a personagem principal como desiludida e espiritualmente atormentada. Há cerca de 40 anos, uma entidade comportamental foi acrescentada ao léxico médico - "Burnout" - e foi reconhecida na literatura psicossocial. No entanto, o termo "burnout" foi cunhado pela primeira vez em 1974 por um residente alemão de psiquiatria nos EUA, Herbert J. Freudenberger. Ele definiu-o como um estado de exaustão emocional e mental observado entre os trabalhadores voluntários. Sugeriu também que aqueles que "trabalham demasiado, durante demasiado tempo e de forma demasiado intensa" e aqueles que têm uma "necessidade de dar" são propensos ao burnout.

A psicóloga Cristina Maslach (1976) introduziu a palavra "burnout" no domínio público no Congresso Anual da Associação Americana de Psicologia (APA). Na primeira **fase, dita pioneira,** prevaleceu a abordagem clínica e foram publicados muitos artigos em revistas populares e em periódicos destinados a profissionais como professores, assistentes sociais e enfermeiros. Os meios de comunicação social adoptaram avidamente o conceito de burnout e assistiu-se a uma enorme proliferação de workshops, formações e outras intervenções. Na **fase** seguinte, dita **empírica, a** situação mudou radicalmente. Nos Países Baixos, o burnout está relacionado com 'overstrain' (em neerlandês: 'overspannenheid').

O burnout profissional, uma possível consequência do stress profissional crónico, é considerado a epidemia moderna. É considerada uma doença que caracteriza a exaustão emocional, a despersonalização e a redução da realização pessoal, entre os profissionais que lidam com pessoas. Esta situação tem sido registada em várias profissões em todo o mundo, especialmente entre os profissionais de saúde, tais como terapeutas, médicos de clínica geral, médicos de família, psiquiatras, veterinários, trabalhadores hospitalares, enfermeiros, profissionais de saúde mental, pessoal de saúde comunitária e dentistas.

A medicina dentária é considerada uma das profissões nobres; no entanto, também tem a reputação de ser stressante, resultando em problemas de saúde. A literatura científica está repleta de relatórios que classificam a medicina dentária como a profissão mais stressante (como referem os dentistas). No entanto, provas contraditórias revelam também que o stress nesta profissão não é diferente do experimentado por outros profissionais/população em geral.

A amálgama de uma prática clínica exigente, a exposição a uma área íntima e muito sensível do corpo humano, as emoções de um prestador de cuidados de saúde e do seu destinatário tornam a medicina dentária única. Não é de admirar que os dentistas passem por um poderoso processo de socialização no seu papel profissional, o que dificulta ainda mais a procura de ajuda em situações vulneráveis. A satisfação no trabalho é outra faceta da profissão que contribui para o esgotamento. O burnout pode ser considerado um risco grave para a profissão, com implicações físicas, sociais e mentais. O fenómeno tem uma prevalência mundial de cerca de 7-21%, começando nas fases iniciais da carreira. A exposição a factores de stress académico e profissional classifica o pessoal dentário como um grupo de alto risco que tem recebido pouca atenção. O presente trabalho é um retrato do burnout dentário, sombrio mas verdadeiro.

2. BURNOUT - ENQUADRAMENTO TEÓRICO

1. Burnout: O que é e o que não é?

Não implica que alguém tenha de estar "a arder" (ou seja, que goste muito do seu trabalho) para poder "esgotar-se". Por outras palavras, a energia ou a capacidade de trabalho de um trabalhador pode diminuir ao longo do tempo num ambiente de trabalho que não oferece recursos e é especialmente exigente. Numa fase terminal, o trabalhador chega a um estado de exaustão física, emocional e mental difícil de recuperar.

Ao longo dos anos, foi definido como uma síndrome de stress multidimensional (Maslach, 1976), uma resposta dolorosa e debilitante à pressão do trabalho (Mattingly 1976), um estado de exaustão (Pines 1988), um estado de espírito persistente, negativo e relacionado com o trabalho (Schaufeli e Enzmann, 1988) e um mecanismo de coping desadaptativo (Sarros e Densten, 1989). A definição mais aceite afirma que o burnout é "a exaustão emocional, a despersonalização e a redução da realização pessoal que podem ocorrer em indivíduos que fazem algum tipo de 'trabalho com pessoas'" (Maslach, 1981). Na CID-10 (a 10ª revisão da Classificação Internacional de Doenças), o burnout é incluído (Z73.0) como "um estado de exaustão vital".

A delimitação que deve ser feita é entre stress e burnout, para uma lista de sintomas semelhantes. O stress pode intensificar o burnout, mas pode não ser a sua causa principal. Além disso, os sintomas de stress podem ter uma componente mais física do que a sua representação emocional. O stress é um precursor da urgência e da hiperatividade, enquanto o burnout produz impotência. O stress emocional é mais hiper-reativo, ao passo que o burnout é mais atenuado. Por último, a temporalidade é importante: o stress refere-se à adaptação temporária a condições variáveis, enquanto o burnout reflecte uma quebra na adaptação, causando um desvio estrutural.

O burnout é também mal interpretado como perturbações específicas do humor. No entanto, a depressão pode estender-se a todos os domínios da vida (por exemplo, trabalho, família, lazer), mas o burnout é específico do contexto laboral. Outro diferencial que deve ser tido em conta é a perturbação de stress pós-traumático (PTSD). A PTSD é um resultado/reação a um acontecimento traumático causado por factores de stress externos; o burnout, por outro lado, é causado principalmente por factores de stress interpessoais e emocionais no local de trabalho.

2. O Aspeto Causal do Burnout em Medicina Dentária

Muitos autores enumeraram vários factores de risco e discutiram em termos de causalidade, que potenciam o esgotamento profissional. São eles a ansiedade do doente, o tratamento comprometido, o stress da perfeição, as pressões económicas, o ambiente físico, a ergonomia, os casamentos infelizes, a recompensa insuficiente, a ausência de confiança e a falta de abertura e respeito, a falta de desenvolvimento da carreira, etc.

Cooper CLet al descobriram vários factores de stress entre os profissionais de medicina dentária:

I: Pressões de tempo e de programação

II: Factores de stress relacionados com a remuneração

Ill: Perceção desfavorável do paciente em relação ao dentista

IV: Problemas técnicos e de pessoal

V: Problemas com os doentes

3. O Aspeto Processual do Burnout em Medicina Dentária

O burnout tem sido descrito alternadamente como um processo e uma condição. É insidioso, desenvolvendo-se frequentemente como uma adaptação ao stress a curto prazo, que se torna ineficaz e prejudicial a longo prazo. Hoje em dia, acredita-se geralmente que o "stress negativo" (angústia) representa provavelmente um fenómeno-chave na etiopatogénese do burnout. Um conceito etiopatogénico importante do ponto de vista médico-social descreve o desenvolvimento do burnout a três níveis:

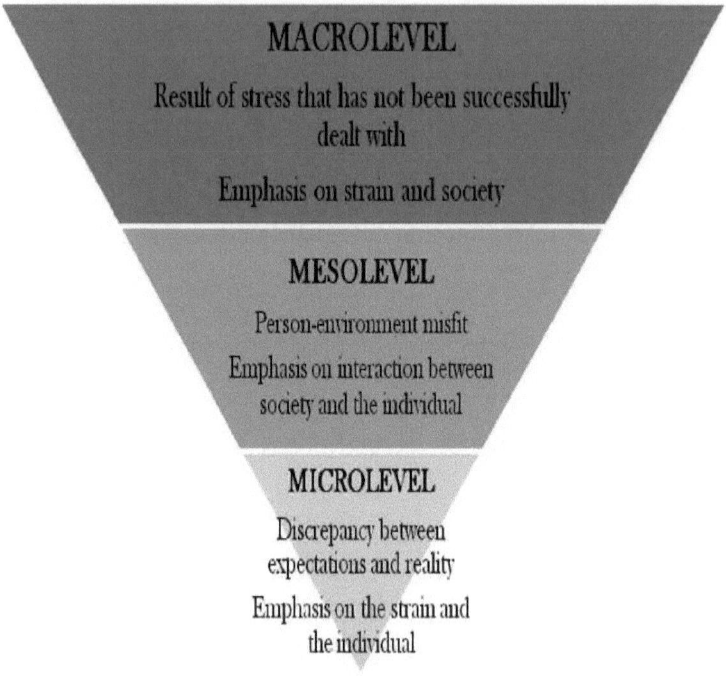

Figura 1: O Desenvolvimento em Três Níveis da Síndrome de Burnout

Pensa-se que outros factores patogénicos importantes são a "sobrecarga da rotina diária" e a "frustração das expectativas".

Um outro modelo descreve-o como a interação de factores de stress psico-mental/psico-social no trabalho:

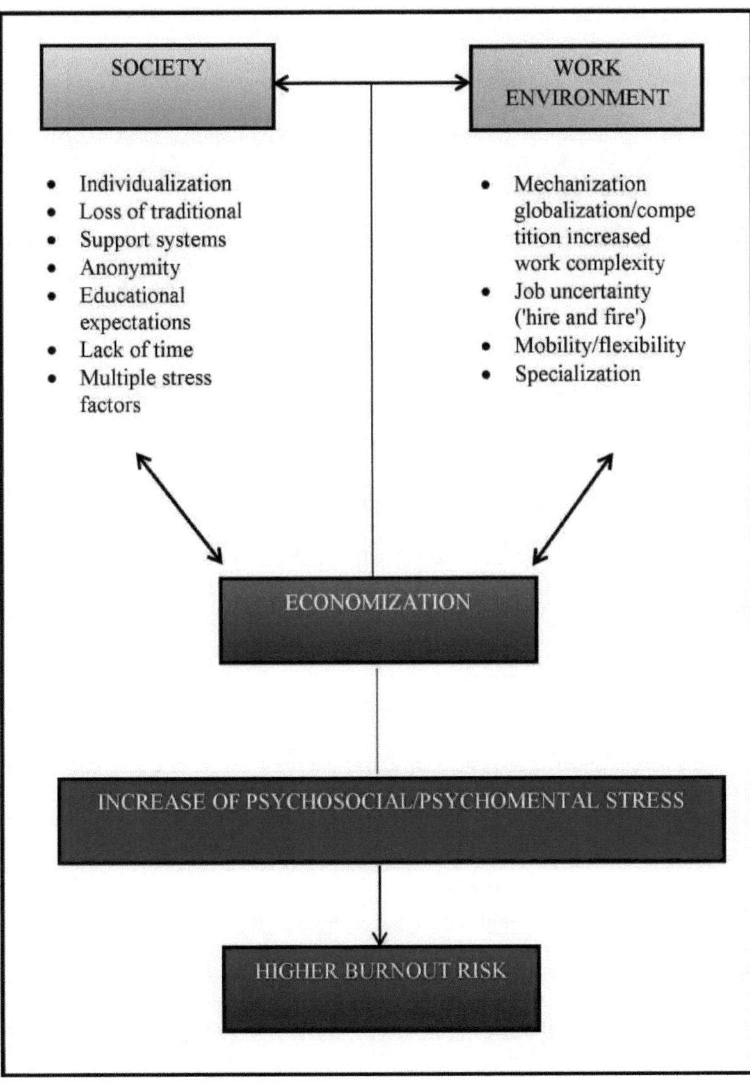

Figura 2: O processo de Burnout

4. As fases de desenvolvimento do esgotamento dentário

Foi sugerido que os dentistas passam por cinco fases que levam ao esgotamento:

1. Lua de mel da prática - quando uma pessoa trabalha demasiado devido ao entusiasmo e à ambição

de desenvolver a sua prática.

2. O aborrecimento de "drill & fill" - quando o laboratório se torna aborrecido devido a um trabalho monótono. A resposta sensata nesta fase de stress profissional é o profissional fazer um balanço, procurar aconselhamento e reorganizar a sua vida e a sua prática.

3. O blues operatório - em que a depressão se instala inicialmente em consequência de um trabalho monótono. Surge um desequilíbrio entre as exigências do trabalho e os recursos pessoais.

4. A crise - em que a agitação e a frustração surgem devido a um estado mental contraditório. Isto pode resultar em refeições apressadas, horários de trabalho mais longos, passar pouco tempo com a família, constipações frequentes e persistentes e problemas de sono, explosões de raiva, irritabilidade, sensação de cansaço constante e ansiedade em relação à saúde física. A resposta informada a esta fase de stress é afastar-se de tudo, fazendo um curso, umas férias curtas ou deixando que outra pessoa assuma o controlo durante algum tempo.

5. O "Pulpout" - **"Burnout"** a fase final. O profissional esgotado trata os indivíduos de forma mecânica, segue as regras, chega atrasado às consultas, refere-se aos doentes de forma depreciativa e utiliza métodos de comunicação superficiais, estereotipados e autoritários. Esta fase apresenta muitas das características dos "maus" médicos, sendo também observada em assistentes sociais, enfermeiros e clérigos.

A literatura revela que certos aspectos da prática dentária, como as pressões de tempo, os problemas relacionados com os doentes e a gestão do pessoal auxiliar, são factores de stress relevantes. No entanto, a falta de perspetiva de carreira é citada como o fator mais crítico no desenvolvimento do burnout.

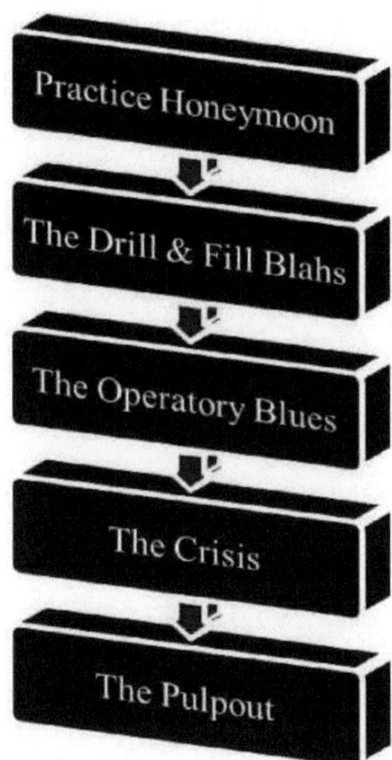

Figura 3: A escada do esgotamento dentário

5. Componentes do Burnout

A literatura descreve três componentes principais:

I. Exaustão emocional (EE)

II. Despersonalização (DP)

III. Realização pessoal reduzida (RPA)

-O Ee não é mais do que um cansaço físico e/ou psicológico. Além disso, engloba uma sensação de esforço extra-físico, uma perda contínua de energia e um assassínio emocional. É classificado como "não ser capaz de dar mais de si" a nível profissional. Como mecanismo de contra-defesa, o sujeito tenta isolar-se dos outros, o que leva à impessoalização e à desumanização das suas relações pessoais, tornando-se depreciativo, desdenhoso e eventualmente cínico.

A PD caracteriza-se por uma atitude negativa e cínica em relação aos seus doentes, ao ponto de os objetivar. A pessoa isola-se para se proteger da exaustão.

-A APR está associada à perda de auto-confiança, ao desenvolvimento de uma baixa autoestima, o que conduz a uma diminuição da eficiência no trabalho e a uma fraca/completa ausência de realização pessoal.

As três dimensões do burnout não se desenvolvem em simultâneo. O conhecimento da ordem causal dos três componentes é essencial para o diagnóstico precoce, a prevenção e o tratamento imediato do burnout. Em vez disso, vários autores têm proposto modelos de ordem causal:

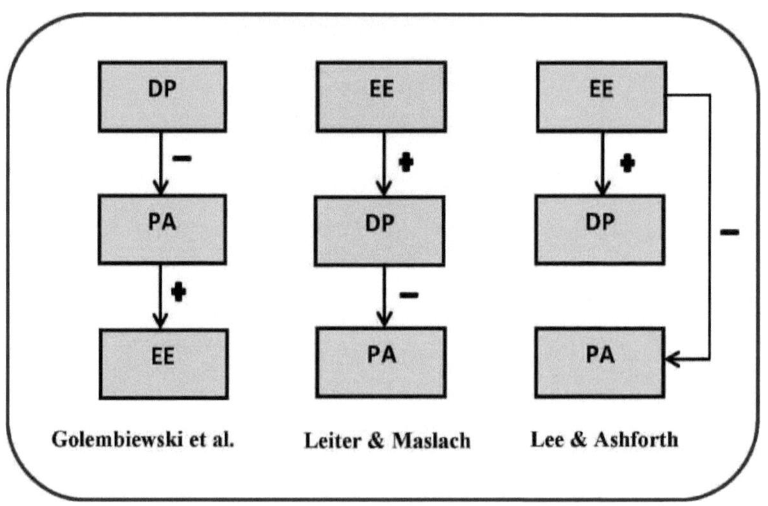

3. PREVALÊNCIA DE BURNOUT EM MEDICINA DENTÁRIA

A literatura dentária proporciona ao profissional uma melhor compreensão da patologia oral e do seu tratamento. É altura de nos concentrarmos no estado de espírito do dentista. Qual é a capacidade de resistência da atual geração de dentistas? Conseguem lidar com o stress e as tensões dos cuidados prestados aos doentes ou ficaram esgotados, emocionalmente exaustos e despersonalizados?

A presente secção trata da prevalência de burnout entre dentistas gerais, especialistas, residentes e pós-graduados, estudantes de graduação e educadores em todo o mundo. Foram incluídos artigos em inglês que remontam a 1989. A maior parte da investigação tem como alvo os dentistas generalistas. Estes estudos avaliaram muitos factores de risco associados ao burnout; apenas dois correlacionavam traços de personalidade. A investigação também avaliou a complexa relação entre o empenho no trabalho e o burnout entre os dentistas. Alguns estudos tiveram como objetivo desenvolver um novo instrumento de medição e compararam-no com o Maslach Burnout Inventory (MBI). Os estudos que incorporam um programa de intervenção entre o pessoal dentário são escassos. Apenas dois desses estudos foram encontrados entre profissionais holandeses.

1. Panorama mundial: A situação dos dentistas generalistas

Os estudos de investigação entre os médicos dentistas generalistas são, na sua maioria, de natureza transversal; apenas alguns seguiram o modelo longitudinal.

Países Baixos

Foi realizado um estudo transversal baseado num questionário (Gorter C, 1998) para investigar os factores ocupacionais que estavam relacionados com os níveis de burnout entre 950 GDPs holandeses activos em 1997. O questionário continha a versão holandesa (MBI-NL), a Escala de Stress no Trabalho Experimentado pelos Dentistas (DEWSS) e uma coleção de itens sobre as condições do local de trabalho. Não foi encontrada nenhuma caraterística do local de trabalho que estivesse correlacionada com níveis elevados de burnout. Os níveis médios de burnout de todos os dentistas foram considerados favoráveis em comparação com as pontuações da norma holandesa [menos Exaustão Emocional (EE), menos Despersonalização (DP) e mais Realização Pessoal (PA)]. Os autores concluíram que a relação entre a falta de perspetiva de carreira e o burnout deve estimular uma atenção séria ao planeamento da carreira entre os dentistas. Foram sugeridos mais esforços para promover actividades sobre o desenvolvimento satisfatório da carreira.

Um estudo (Gorter RC, 1999) investigou os níveis de burnout num grupo altamente representativo de 709 dentistas holandeses (taxa de resposta de 75%); comparou as pontuações dos dentistas com as pontuações normais e determinou a percentagem de dentistas "em risco". O MBI-NL mostrou que os níveis médios de burnout eram: EE 13,7(8,6); DP 5,9(3,9); PA 30,8(5,9). Apesar de não terem sido encontradas diferenças gerais entre os sexos, os dentistas de meia-idade do sexo masculino tendiam a mostrar mais esgotamento. Dos dentistas holandeses activos, 21% tinham um certo risco, 13% tinham níveis globais elevados de esgotamento e 2,5% estavam muito esgotados. Concluiu-se que os dentistas holandeses tinham níveis médios de burnout relativamente favoráveis, mas os que estavam exaustos estavam extremamente exaustos. O dentista do sexo masculino, na casa dos quarenta anos, parece ser o mais vulnerável ao esgotamento.

Um estudo (Gorter RC, 2000) colocou a hipótese de que os dentistas com um elevado risco de esgotamento apresentariam mais queixas de saúde e mostrariam um comportamento mais pouco saudável quando comparados com dentistas com um baixo risco de esgotamento. Um grupo representativo de 709 dentistas em exercício ativo respondeu a um questionário contendo o MBI-NL, uma medida de queixas de saúde: Vragenlijst Onderzoek Ervaren Gezondheid (VOEG), e itens sobre comportamentos de saúde. Os resultados mostraram que os dentistas com um elevado risco de esgotamento relataram mais queixas de saúde do que os dentistas com um baixo risco de esgotamento. Também referiram mais comportamentos pouco saudáveis em alguns aspectos (exercício físico/desporto, aumento do consumo de álcool, dieta pouco saudável), mas não noutros. Um em cada dez dentistas referiu ter um estado de saúde geral mau e três em cada dez referiram ter uma condição física má. Em geral, os auto-relatos dos dentistas pareciam favoráveis em comparação com a população holandesa. Os autores concluíram que o esgotamento e a saúde precária estavam fortemente relacionados entre os dentistas. Foi também opinado que, para lidar preventivamente com o esgotamento em medicina dentária, é essencial prestar atenção à saúde física, incluindo a ergonomia.

Um estudo transversal (te Brake H, 2003) analisou as diferenças de género no burnout entre dentistas e identificou os possíveis factores concomitantes. Os inquiridos já tinham participado no inquérito inicial sobre stress no trabalho realizado entre dentistas em 1997. Em 2000, 411 dentistas holandeses do sexo masculino e 81 do sexo feminino preencheram um questionário que continha o MBI-NL juntamente com o Utresche Burnout Schaal (UBOS-C), uma versão abreviada do DEWSS, VOEG e várias outras questões gerais e relacionadas com aspectos sócio-demográficos. Os dentistas do sexo masculino registaram uma pontuação DP mais elevada do que as dentistas do sexo feminino. Não foram encontradas diferenças de género nas outras duas dimensões. Além disso, não foram encontradas diferenças relacionadas com o género na experiência de stress no trabalho ou nos aspectos relacionados com a saúde. Os dentistas do sexo masculino trabalham mais horas e atendem mais pacientes por semana, quando comparados com as dentistas do sexo feminino. Foi também encontrada uma diferença na idade média. A principal conclusão foi que a diferença no DP desapareceu quando se controlou o horário de trabalho e a idade. Assim, concluiu-se que existiam diferenças de género no burnout entre os dentistas.

No entanto, os resultados indicam que os factores subjacentes, como o horário de trabalho, têm um efeito profundo nessas diferenças.

Um estudo (Gorter C, 2007) mediu o desenvolvimento do burnout, o resultado das expectativas em relação à carreira dentária e o sentimento de não estar preparado para a prática entre dentistas recém-formados nos Países Baixos. Em 1997, 50 dentistas foram abordados para preencher o MBI, o UBOS e algumas variáveis adicionais entre seis meses e um ano após a licenciatura no Centro Académico de Medicina Dentária de Amesterdão (ACTA) (76% de resposta). Seis anos mais tarde, em 2003, os mesmos 50 dentistas, mais outros 60 que se tinham formado no mesmo período no ACTA, foram contactados (78% de resposta). A análise de Medidas Repetidas resultou em que as pontuações médias dos médicos dentistas para os quais estavam disponíveis duas medições nas três subescalas da UBOS (N=24) não mostraram alterações estatisticamente significativas ao longo de seis anos no EE, DP ou PA. No entanto, de acordo com os critérios do manual, percentagens variáveis (7,2% - 24,4%) de médicos dentistas apresentaram um nível desfavorável em qualquer uma das dimensões UBOS. Os factores mais frequentemente mencionados como responsáveis pela falta de preparação para a prática foram: questões legais e de seguros (61,2%), organização da prática (56,6%) e gestão do pessoal (55,2%). Os factores mais frequentemente referidos como piores do que o esperado foram: o stress no trabalho (45,1%) e a gestão do pessoal (43,4%). Concluiu-se que o esgotamento não constitui uma ameaça para o dentista recém-formado médio. No entanto, alguns indivíduos relataram pontuações de burnout alarmantemente elevadas numa fase profissional precoce. A gestão da clínica foi o aspeto profissional com que os jovens profissionais mais se preocuparam. Foi recomendado que as escolas de medicina dentária prestassem atenção às competências de gestão da prática e ao stress do trabalho no currículo. Além disso, foi fortemente defendida a monitorização longitudinal dos estudantes de medicina dentária e dos dentistas recém-formados relativamente ao desenvolvimento do burnout.

Um estudo (te Brake H, 2008) examinou a sequência cronológica das três dimensões da versão neerlandesa do MBI, utilizando um desenho longitudinal de duas vagas. Os participantes neste estudo foram retirados do conjunto de médicos dentistas registados nos ficheiros da Movir Insurance utilizando uma amostragem aleatória estratificada (mais de 77% de todos os dentistas holandeses activos). A Modelação de Equações Estruturais foi utilizada para examinar o ajuste de vários modelos. Os resultados indicaram que um modelo em que a EE precedeu a PD, que por sua vez precedeu a AP, mostrou um ajuste adequado entre os dentistas. No entanto, um modelo alternativo, no qual a AP precedeu a EE, teve um ajuste ainda melhor. Para além do teste destes modelos a *priori*, foi construído um modelo *ad hoc* que melhor se ajustava aos dados actuais. Este modelo indica que o EE precede o desenvolvimento do DP e do AP de forma independente. Embora não seja unívoco, os resultados mostraram que o EE não deve ser descartado como um sinal precoce de burnout. Assim, os autores sugerem que o EE pode ser considerado como a dimensão-chave do burnout.

Um estudo (te Brake H, 2008) avaliou a aplicabilidade do MBI entre os dentistas e investigou as tendências do risco de burnout entre os profissionais de medicina dentária nos Países Baixos. A estrutura do MBI foi examinada em duas amostras independentes e representativas de dentistas (n = 493 e 497, respetivamente). Os resultados foram comparados com os de outros profissionais de saúde independentes (i.e., médicos de clínica geral e fisioterapeutas). Para além disso, a percentagem de dentistas que estava em risco de burnout foi comparada em amostras de 1997, 2000 e 2001. As correlações entre as subescalas EE e DP entre os dentistas foram mais elevadas do que as encontradas noutros locais. Para além disso, foi encontrado um aumento considerável no risco de burnout desde 1997. Concluiu-se que o MBI pode ser considerado um instrumento adequado para uso entre dentistas. Foi recomendada uma investigação mais aprofundada entre os dentistas.

Finlândia

Um estudo transversal (MurtomaaH, 2008) avaliou o burnout e a sua relação com ambientes sociais e físicos e a natureza do trabalho em 232 dentistas finlandeses. A maioria dos dentistas do sexo masculino e feminino (71 e 67%, respetivamente) trabalhavam em clínicas de grupo e a maioria (88%) empregava um assistente. Metade dos que responderam estavam muito satisfeitos com a sua relação com o outro pessoal dentário. A maioria (91%) dos dentistas tinha problemas nos seus ambientes físicos de trabalho e 22% sentiam que a sua postura de trabalho desconfortável interferia significativamente com a satisfação no trabalho. As mulheres relataram condições crónicas relacionadas com o trabalho diagnosticadas por um médico com mais frequência do que os homens (21 vs. 10%, respetivamente). A maioria dos dentistas sentiu dores relacionadas com o trabalho com os doentes e 41% das mulheres e 59% dos homens sofreram de stress profissional. Apesar disso, a maioria gostava de trabalhar com os doentes e estava entusiasmada com o seu trabalho. Três aspectos do burnout emergiram na análise de factores: fadiga psicológica, perda de prazer no trabalho e endurecimento. Um terço dos dentistas experimentou algum endurecimento e deixou de se preocupar muito com o que acontecia a alguns dos seus doentes. Apenas a insatisfação nas relações com os pacientes, os problemas relacionados com o ambiente físico e a má postura de trabalho aumentaram significativamente o burnout. A insatisfação com as relações com os doentes aumentou o desinteresse e o endurecimento. Os casamentos infelizes foram preditores altamente significativos de fadiga psicológica nos homens. Os autores sugeriram que o endurecimento pode ser evitado através da melhoria dos ambientes físicos de trabalho, e a fadiga e o desinteresse através da melhoria da postura de trabalho. O esgotamento foi considerado uma ameaça significativa para os bons cuidados dentários.

Um estudo de investigação (Ahola K, 2007) investigou se o burnout medeia a associação entre a tensão no trabalho e os sintomas depressivos. Foram realizados dois inquéritos. Em 2003, 71% dos dentistas finlandeses foram contactados, com uma taxa de resposta de 84% no seguimento de 3 anos (n=2555). O burnout foi medido com o MBI e os sintomas depressivos com o Inventário de Depressão de Beck. Dos doentes com burnout sem sintomas depressivos na linha de base, 23% relataram sintomas depressivos no seguimento. O rácio de probabilidade ajustado de burnout para sintomas depressivos foi de 2,6 (95% CI 2,0-3,5). O efeito da tensão no trabalho sobre os sintomas depressivos teve um OR de 3,4 (95% CI 2,0-5,7), mas desapareceu quando ajustado para o burnout. Dos que apresentavam sintomas depressivos sem burnout na linha de base, 63% apresentavam burnout no seguimento. O rácio de probabilidades ajustado dos sintomas depressivos para o burnout foi de 2,2 (IC 95% 1,4-3,4). O efeito da tensão no trabalho sobre o burnout teve um OR de 27,9 (95% CI 6,5-120,2) para os homens e 4,9 (95% CI 2,5-9,6) para as mulheres. Estes efeitos mantiveram-se significativos após ajustamento para sintomas depressivos. Os autores concluíram que existe uma relação recíproca entre burnout e sintomas depressivos. Foi também sugerido que a tensão no trabalho predispõe à depressão através do burnout. Pelo contrário, a tensão no trabalho predispõe ao burnout diretamente e através da depressão.

Índia

Um estudo transversal (Bhugra D, 2008) registou os níveis de burnout entre os dentistas do Norte da Índia. Foi pedido a cem membros da Associação Médica Indiana e ao pessoal dentário local que preenchessem o Questionário de Saúde Geral (GHQ-12), o MBI e dados sociodemográficos. Em comparação com estudos anteriores efectuados no Ocidente, as taxas de burnout eram muito baixas. Os principais sintomas de DP e EE estavam presentes em menos de metade dos inquiridos. Houve poucos indícios de que o burnout estivesse relacionado com mudanças nas características do trabalho, embora as mudanças de horário tenham mostrado uma fraca associação. Os autores concluíram que o facto de trabalharem em consultório privado dá aos profissionais mais controlo sobre o seu estilo de trabalho, o que pode ser responsável pelos baixos níveis de burnout.

Um estudo de investigação (Fareed N, 2011) avaliou a prevalência de burnout e a sua relação com vários factores entre os médicos dentistas da cidade de Bangalore com 30 anos ou mais. O MBI foi adotado para a medição do burnout. A prevalência global de burnout na população estudada foi de 40%. Verificou-se que a idade dos indivíduos estava fortemente associada ao burnout (42,2 ± 5 anos) em comparação com os não burnouts (39,85 ± 6 anos) ($p<0,01$) e observou-se uma diferença estatisticamente significativa na proporção de burnout entre homens e mulheres. Este estudo descreveu o quadro geral da síndrome de burnout e muitos factores etiológicos que a contribuem.

Arábia Saudita

Um estudo transversal (Al-Mobeeriek AF, 2011) comparou e investigou os factores que afectam os níveis de burnout entre 370 dentistas sauditas praticantes de hospitais académicos e não académicos de medicina dentária em Riade e na Província Oriental, na Arábia Saudita. O Maslach Burnout Inventory Survey (versão árabe) e perguntas sobre informação demográfica foram utilizados para avaliar o burnout em hospitais académicos e não académicos. A taxa de adesão foi de 62,97% (223/370). Entre os indivíduos analisados, a idade, o género, os pacientes/semana, as horas de trabalho/semana, os anos de experiência e o posto foram factores que afectaram os níveis de burnout. Os autores concluíram que, entre os dentistas sauditas, os não académicos apresentavam níveis de burnout mais elevados do que os académicos. Foi também recomendado que os dentistas reconhecessem o burnout e identificassem os factores de risco para o prevenir.

Texas (EUA)

Foi realizado um inquérito (Shelly JJ, 1979) entre os dentistas do Texas que participaram na Sessão Anual da Associação Dentária do Texas de 1989, utilizando o MBI. Os resultados foram analisados e comparados entre si, bem como com as normas da medicina e da sociedade (trabalhadores de serviços humanos a nível nacional). Entre a amostra do Texas, os dentistas do sexo masculino obtiveram pontuações significativamente mais elevadas para EE e DP do que as mulheres dentistas. Quando comparados com as normas dos trabalhadores médicos, os dentistas do Texas obtiveram uma pontuação mais elevada na subescala DP, mas uma pontuação mais baixa na subescala PA. A amostra do Texas obteve novamente uma pontuação mais baixa para o burnout na subescala PA quando comparada com as normas da sociedade. Os autores concluíram que os dentistas do Texas não pareciam "esgotados" enquanto grupo e que, na realidade, demonstravam um maior sentido de AP na sua profissão.

Um estudo (Shelly JJ, 1991) avaliou a prevalência de burnout entre dentistas civis e militares e comparou os resultados entre si, bem como com as normas da sociedade, utilizando o MBI. Foram enviados pacotes de inquérito anónimos a todos os dentistas da Fort Hood Dental Activity (DENTAC) e a profissionais civis que participaram na reunião anual da Texas Dental Association em San Antonio. Os pacotes de inquérito continham o MBI de 22 perguntas e um questionário demográfico de 15 itens. Os resultados indicaram que ambas as populações de dentistas apresentavam níveis baixos a moderados de burnout. Não houve diferenças estatisticamente significativas nas pontuações de burnout entre dentistas civis e militares. Houve diferenças estatisticamente significativas entre as pontuações de burnout dos dentistas de ambas as populações quando comparadas com as normas da sociedade e analisadas por género e idade.

Turquia

Um estudo (Alpoz E, 2008) investigou os níveis de burnout entre um grupo de 110 profissionais académicos de medicina dentária na Turquia, utilizando uma forma modificada do MBI. Os efeitos potenciais das características sociodemográficas, do estado civil e parental e das características vocacionais académicas no nível de burnout foram analisados estatisticamente. A pontuação média para EE foi de 1,3±0,5, DP foi de 0,8±0,6, e PA foi de 3,0±0,4. Não foram encontradas diferenças de género no burnout (p>0,05), mas os académicos na faixa etária dos 25-30 anos apresentaram valores de EE significativamente mais elevados quando comparados com os da faixa etária dos 31-35 anos (p=0,043). Além disso, os académicos na faixa etária dos 25-30 anos apresentaram pontuações de DP mais elevadas do que os docentes com 46 anos ou mais (p=0,050). Os estudantes de pós-graduação apresentaram as pontuações mais elevadas de EE, enquanto os professores apresentaram as pontuações mais elevadas de AP. As pessoas com filhos relataram pontuações de PD mais baixas (média=0,692) quando comparadas com as pessoas sem filhos (média=0,970) (p=0,018). Os autores sugerem que os factores de risco devem ser cuidadosamente avaliados e que devem ser observados os possíveis sinais de alerta precoce, de modo a prevenir o burnout num ambiente académico de medicina dentária. Além disso, devem ser utilizados meios profissionais para aumentar os níveis de satisfação dos funcionários no ambiente de trabalho, tanto a nível financeiro como académico.

Reino Unido

Um estudo (Osborne D, 1994) avaliou os níveis de burnout utilizando o MBI, em três amostras de GDPs britânicos, recrutados no sudeste de Inglaterra. Um burnout global elevado com uma pontuação média de EE de 25,5±2,07%, uma pontuação média de DP de 8,88±6,7% e uma pontuação média de PA de 34,42±7,71% foi considerado como elevado, alto e baixo, respetivamente. Um total de 10,6% dos dentistas pertencia a esta categoria. Os níveis mais baixos de EE foram significativamente associados aos dentistas que trabalham em consultórios maiores (4 ou mais) e aos que trabalham menos dias por semana (3 ou menos). Os níveis mais baixos de DP nos dentistas casados foram significativos em comparação com os dentistas solteiros. Os níveis mais elevados de AF para os dentistas com qualificações pós-graduadas foram significativos em comparação com os que têm apenas o primeiro grau. As associações entre AF e estatuto (associado ou principal) e DP com a idade não atingiram o nível significativo. Comparando com o grupo médico de Maslachs, os dentistas mostraram um grau mais elevado de EE e DP com um sentido mais baixo de AP. Foi sugerida a necessidade de abordar a forma como a política governamental relativa ao Serviço Nacional de Saúde (SNS) pode estar envolvida na resolução destas questões.

Um inquérito transversal (Humphris G, 1997) determinou se o stress ocupacional, o estado de saúde, a satisfação no trabalho e o esgotamento diferiam entre as três principais especialidades dentárias hospitalares e comparou estes dados com estudos anteriores. Todos os 52 dentistas hospitalares juniores na área de Merseyside, no Noroeste de Inglaterra, foram convidados a preencher um questionário auto-relatado contendo o Indicador de Stress Ocupacional e o MBI. Os resultados mostraram que o perfil dos factores de stress era comparável ao de uma amostra de dentistas hospitalares anteriormente referida. A satisfação profissional variou significativamente consoante as especialidades ($p<0,015$), ao passo que a realização pessoal foi considerada forte, independentemente da natureza do trabalho. A saúde auto-relatada (física e mental) foi semelhante em todas as especialidades. Dez por cento dos inquiridos sofriam de burnout. A DP foi significativamente ($p<0,05$) maior nas especialidades de restauração e cirurgia oral em comparação com os ortodontistas. Concluiu-se que, embora os factores de stress a curto prazo entre o pessoal dentário hospitalar não fossem diferentes entre os grupos profissionais, foram identificados alguns efeitos importantes a longo prazo. Os autores recomendaram a necessidade de uma melhor formação que envolva a prática de competências de consciencialização e uma maior aceitação das pressões sobre os indivíduos e o desempenho profissional.

Um estudo transversal (Croucher R, 1998) investigou as causas do esgotamento entre 325 médicos dentistas recrutados em duas áreas do Reino Unido (RU) e uma amostra oportunista, recrutada em sessões de formação contínua. Foram registados níveis elevados de EE e baixos níveis de AF entre os que trabalhavam com poucos outros dentistas. Os que apresentavam níveis elevados de DP tinham maior probabilidade de prestar uma maior proporção de cuidados através do SNS. Os autores concluíram que o burnout nesta amostra estava relacionado com características da estrutura organizacional do trabalho e não com o envolvimento com os pacientes ou com as características pessoais dos inquiridos. Foi também sugerido que os níveis de apoio social no local de trabalho, medidos aqui pelo número de dentistas num consultório, pareciam ter um efeito protetor contra alguns aspectos do esgotamento.

2. A situação dos dentistas especialistas

A literatura atual mostra que apenas alguns estudos de investigação foram realizados entre especialistas: Profissionais de Periodontologia, Ortodontistas e Cirurgiões orais e maxilofaciais.

Foi realizado um estudo transversal (Rios-Santos JV, 2010) para determinar a prevalência da síndrome de burnout e dos sintomas de depressão entre 284 profissionais de periodontologia. A versão espanhola do MBI e o Questionário Estrutural Tetradimensional para a Depressão (TEC-DE) foram enviados por correio a todos os participantes, com uma taxa de resposta de 59,85%. Quarenta por cento apresentaram níveis aumentados de EE, 20% aumentaram a DP e 11,20% diminuíram a AF. A prevalência de qualquer sintoma de depressão foi de quase 16%. Além disso, foi encontrada uma maior prevalência entre os profissionais que não trabalham num turno contínuo e que não praticam periodontologia numa base exclusiva.

Foi realizado um estudo transversal (Pirillo F, 2011) com 366 operadores italianos do sector dentário-ortodôntico. A análise foi efectuada utilizando dados demográficos, MBI e um questionário específico para ortodontistas. O MBI mostrou que a EE afectava apenas 1/5, a DP afectava significativamente apenas 1/3 e a RPA era baixa em 2/3 da amostra. Os dentistas gerais foram mais afectados pelo burnout do que os ortodontistas. O questionário específico salientou que os membros de ambas as categorias tinham stress relacionado com o trabalho, principalmente devido a questões de gestão e financeiras relacionadas com o local de trabalho. A investigação sugeriu que os ortodontistas italianos eram menos propensos à síndrome de burnout do que os dentistas generalistas. Um estudo de investigação (Gorter RC, 2012) mediu os níveis de risco de burnout e os aspectos exigentes do trabalho dos cirurgiões orais e maxilofaciais neerlandeses, bem como os níveis de envolvimento positivo no trabalho e os aspectos estimulantes do ambiente de trabalho. O MBI, versão holandesa (UBOS), e os inventários sobre envolvimento positivo, exigências do trabalho e aspectos estimulantes do trabalho foram enviados a todos os 179 cirurgiões orais e maxilofaciais holandeses. Com uma resposta de 70%, as pontuações médias da UBOS em EE e DP pareceram mais baixas, e em PA pareceram mais altas, quando comparadas com as pontuações de referência relevantes. As pontuações de empenhamento pareceram ser relativamente elevadas. As pontuações médias nas subescalas de exigências de trabalho estavam todas bem abaixo do ponto médio da escala, enquanto os recursos de trabalho estavam todos bem acima. Os cirurgiões orais e maxilofaciais holandeses mostraram níveis relativamente favoráveis de burnout e de empenhamento. Os aspectos do ambiente de trabalho que melhor explicaram as diferenças no burnout foram as exigências da prática, a organização, a falta de variação e a perspetiva no trabalho. As diferenças no empenhamento foram melhor explicadas pela variedade no trabalho e pelo efeito positivo nos doentes.

3. O estado dos residentes e dos pós-graduados em medicina dentária

Os estudos pós-graduados em medicina dentária são uma etapa decisiva na carreira de muitos médicos dentistas e académicos e estão a tornar-se cada vez mais populares. A investigação realizada no domínio do burnout é escassa.

Um estudo transversal (Divaris K, 2012) examinou os factores de stress percebidos e as três dimensões do esgotamento entre os residentes de medicina dentária inscritos na Universidade de Berna, na Suíça. Trinta e seis residentes inscritos em cinco programas de especialidade foram submetidos ao questionário GDES30 e ao MBI. A pontuação média do GDES30 foi de 2,1±0,4. A "falta de tempo de lazer", o "cumprimento dos requisitos de investigação do programa" e a "conclusão dos requisitos da licenciatura" surgiram como os três principais factores de stress. Trinta e seis por cento dos inquiridos eram "casos" de burnout na escala PA, enquanto esta proporção era de 17% para EE e 8% para DP. Tanto os níveis de stress como os de burnout aumentam com o ano de estudo, enquanto os residentes mais jovens e as mulheres apresentam pontuações de stress e burnout consistentemente mais elevadas do que os mais velhos e os homens. Foram encontrados baixos níveis de perceção de stress e de burnout entre esse grupo de residentes dentários suíços. Foi recomendado que uma metodologia qualitativa ou inquéritos sobre o "clima" podem fornecer resultados confirmatórios, mais informações e recomendações no que diz respeito a factores de stress específicos na formação de residentes e na instituição dentária específica. Os autores sugeriram também que a abordagem destas questões pode ajudar a melhorar o bem-estar psicológico e profissional dos formandos e contribuir para um ambiente académico superior.

Um estudo transversal (Garbin CAS, 2012) avaliou o nível da Síndrome de Burnout em 115 pós-graduandos de odontologia brasileiros com 80% de taxa de resposta. Foi verificada a correlação entre os subníveis de burnout e um conjunto de variáveis sociais e demográficas. Foi utilizado um questionário semi-estruturado, composto por duas partes: a primeira parte consistia na descrição de variáveis quantitativas sociais e demográficas e a segunda no MBI. A análise da correlação entre os subníveis das variáveis quantitativas sociais e demográficas foi "pobre" ou "muito pobre". Os autores concluíram que, embora a maioria dos profissionais apresentasse níveis elevados de exaustão emocional e despersonalização, tinham níveis elevados de "satisfação profissional". Foi recomendado que cada profissional reconheça os sinais de desgaste emocional para estabelecer objectivos e soluções alternativas que permitam controlar as situações de tensão.

Um estudo (Divaris K, 2012) determinou os níveis de perceção de stress e burnout num grupo de estudantes/residentes de pós-graduação. Noventa e nove estudantes de pós-graduação inscritos em programas clínicos, não clínicos e de doutoramento na Faculdade de Medicina Dentária da Universidade de Atenas, Grécia, preencheram o questionário GDES e o MBI. O stress percebido foi medido em dois domínios, académico (GDES-A) e clínico (GDES-C) e o burnout foi medido utilizando as escalas de EE, DP e PA. A idade média dos participantes era de 30 anos; dois terços eram mulheres e exerciam medicina dentária independentemente dos seus estudos de pós-graduação. Os residentes em programas clínicos relataram níveis significativamente mais elevados de perceção de stress em comparação com os estudantes não clínicos e de doutoramento ($p<0,05$). Os residentes de Prostodontia apresentaram uma pontuação média de stress académico elevada (GDES-A) de 2,9 vs. os residentes de Ortodontia apresentaram uma pontuação média de 2,4. Estas diferenças foram semelhantes para os "factores de stress clínicos" (GDES-C), com os residentes de Prostodontia a apresentarem a pontuação mais elevada e os de Ortodontia a apresentarem a pontuação mais baixa. Entre os inscritos em programas não clínicos, os pós-graduados em materiais dentários foram os que sentiram mais stress, enquanto os de biologia oral foram os que sentiram menos (2,6 vs. 1,9). Não se verificaram diferenças entre os géneros na perceção do stress. Quarenta por cento dos inquiridos eram "casos" de burnout na escala EE, enquanto esta proporção era de 38% para PA e 13% para DP. O stress percebido foi positivamente correlacionado com todas as dimensões do burnout, enquanto a prática dentária independente e a idade mais elevada tiveram um efeito protetor. Concluiu-se que foram detectadas elevadas taxas de manifestações de burnout nesta amostra de estudantes gregos de pós-graduação em medicina dentária.

4. A situação dos licenciados em medicina dentária

Embora o esgotamento entre os dentistas praticantes seja tipicamente considerado uma "síndrome profissional", algumas evidências indicam que as manifestações de esgotamento são predominantes entre os estudantes de medicina dentária.

Um inquérito multicêntrico (Humphris G, 2002) determinou o grau de angústia psicológica, a experiência de exaustão emocional e a extensão do stress associado ao trabalho do curso entre 333 estudantes de medicina dentária do primeiro ano. Foram utilizados o GHQ12, o MBI, o Dental Environment Stress Questionnaire (DES) e variáveis demográficas. Mais de um terço dos estudantes (36%) referiu sofrimento psicológico significativo (morbilidade) no ponto de corte recomendado (>3 no GHQ). Estes valores são semelhantes aos registados para os estudantes de medicina. Vinte e dois por cento registaram pontuações comparativamente elevadas no EE. Verificou-se uma grande variação nestas duas medidas entre as escolas ($p<0,001$). Os níveis de stress indicados pelo DES foram menos variáveis ($p>0,5$). Algumas evidências mostraram que o contacto com os doentes e o nível de apoio proporcionado por viver em casa podem ser protectores. Os autores concluíram que os níveis de EE nos estudantes do primeiro ano de licenciatura em medicina dentária na Europa são mais elevados do que o esperado.

Um estudo (Gorter RC, 2008) comparou os níveis de indicadores relacionados com a saúde de uma coorte de 132 estudantes do quinto ano de medicina dentária de cinco escolas europeias com os seus resultados do primeiro ano e investigou a relação entre estas medidas de acompanhamento. O burnout foi medido utilizando o MBI-EE, α de Cronbach (α=0,90), DP (α=0,80) e PA (α=0 ,72). A saúde física foi medida pelo questionário Physical Symptoms

Questionário (α= 0,82), o sofrimento psicológico foi medido com o GHQ (α=0,89) e o stress dos estudantes foi captado com sete subescalas do DES (α=0,92). Os alunos do quinto ano apresentaram pontuações médias relativamente elevadas no MBI, em comparação com os resultados do primeiro ano, especialmente no EE; 39% podiam ser rotulados como "alunos com pontuações elevadas"; 44% dos alunos preenchiam os critérios para "casos" no GHQ. As pontuações médias mais elevadas no DES foram obtidas nas subescalas: Obrigações de estudo, Aspectos relacionados com os doentes e Pressão de estudo, respetivamente. Entre as escolas, foram detectadas diferenças interessantes em todas as variáveis. Foi demonstrado um claro efeito direto do stress tanto no burnout como nos sintomas físicos e um efeito indireto do stress na saúde mental através do burnout. Concluiu-se que os estudantes de medicina dentária apresentaram uma evolução negativa ao longo dos anos, do primeiro ao quinto ano, no que respeita ao EE e ao sofrimento psicológico. Os autores recomendaram que os docentes de medicina dentária se concentrassem na importância da prevenção e intervenção do stress entre os estudantes universitários.

Um estudo (Demerouti E, 2007) examinou a extensão e as fontes de stress, a prevalência de burnout e os problemas de saúde sentidos por 161 estudantes do quarto e quinto anos de medicina dentária das três universidades de Dresden, Friburgo e Berna. Preencheram o Psychosocial Stress Inventory, o MBI e o Health Survey Questionnaire. As fontes de stress mais frequentes foram a limitação dos tempos livres, a ansiedade dos exames e o stress de transição relacionado com a adaptação às exigências da fase clínica do ensino dentário. Existiam poucas diferenças entre os estudantes do quarto e do quinto ano de estudo. O stress relacionado com o estudo foi mais baixo em Berna e consideravelmente mais elevado em Dresden. Foram encontradas diferenças nos níveis médios de sintomas de burnout apenas para a dimensão de burnout do EE. Os estudantes de Dresden e Freiburg estavam mais exaustos emocionalmente do que os estudantes de Berna, e os estudantes de Dresden também referiram mais problemas de saúde do que os estudantes de Berna ou Freiburg. Do total de estudantes, 10% sofriam de EE grave, 17% de AP e 28% de sintomas de DP. É necessário identificar o grupo de estudantes que pode ter competências sociais insuficientes para lidar adequadamente com os doentes e dar-lhes formação adequada.

Um estudo (Prinz P, 2012) investigou o stress, a depressão, o esgotamento, a ansiedade e a despersonalização entre 182 estudantes de medicina dentária e de medicina da Universidade de Erlangen-Nuremberga. Foram utilizados dados demográficos e os seguintes instrumentos de rastreio: Versão alemã do MBI, Escala de Despersonalização de Cambridge (CDS-9),
Escala Hospitalar de Ansiedade e Depressão (HADS). As estatísticas descritivas revelaram valores patológicos mais elevados nos estudantes de medicina dentária da Alemanha do que nos estudantes de medicina. A diferença foi especialmente pronunciada na escala de DP (CDS-9), com 20,4% dos estudantes de medicina dentária, mas apenas 5,5% dos estudantes de medicina a apresentarem pontuações acima de um ponto de corte de 19. As pontuações diminuíram no decurso de 3 semestres de medicina dentária. Os alunos com valores elevados apresentaram um maior grau de coping disfuncional. Concluiu-se que os resultados obtidos com os instrumentos de rastreio estão de acordo com os resultados de investigações anteriores. Os autores recomendaram o desenvolvimento de programas que ensinem aos estudantes de medicina dentária estratégias de coping mais adaptativas antes do seu primeiro contacto com o paciente.

Um estudo transversal (Badran DH, 2010) avaliou o nível de burnout entre 307 estudantes clínicos de medicina dentária em 2 universidades jordanas - Universidade de Ciência e Tecnologia da Jordânia (JUST) e Universidade da Jordânia (UJ) - utilizando o MBI. Os estudantes do sexo feminino da UJ apresentaram pontuações médias significativamente mais elevadas no EE ($p<0,05$) do que os seus colegas do sexo masculino, tanto no 4º ano [pontuação média 27,3 (5,2) versus 23,2 (4,6)] como no 5º ano [29,9 (4,8) versus 26,7 (5,5)]. Não foram encontradas diferenças significativas entre os homens e as mulheres de ambas as universidades na PD ou nas pontuações de AF. As comparações entre pares mostraram que os estudantes do 4º ano da UJ exibiram graus significativamente mais elevados de burnout em todas as 3 subescalas do que os seus colegas do 5º ano ($p<0,05$). Por outro lado, não foram encontradas diferenças significativas entre os alunos do 4º e 5º ano da JUST. As comparações entre as universidades mostraram que os estudantes da UJ tinham graus significativamente mais elevados de EE do que os seus homólogos da JUST ($p<0,05$). Os autores recomendam que os estudantes de odontologia, bem como os instrutores, sejam informados sobre o burnout e seus elementos. Além disso, devem ser realizados regularmente estudos analíticos sobre a saúde e a psicologia dos estudantes para determinar as causas e os factores relacionados com o elevado grau de burnout entre os estudantes de medicina dentária.

Um estudo de investigação (Montero-Marin J, 2011) adaptou uma versão espanhola do Burnout Clinical Subtype Questionnaire (BCSQ-12) para utilização com estudantes, testou a sua validade fatorial, consistência interna, validade convergente e discriminante, e avaliou potenciais factores de risco sociodemográficos e profissionais associados ao desenvolvimento dos subtipos. Foi utilizado um desenho transversal numa amostra de estudantes de medicina dentária (n = 314) das universidades de Santiago e Huesca (Espanha). Os participantes preencheram o BCSQ-12-SS, o Maslach Burnout Inventory Student Survey (MBI-SS) e uma série de questões sociodemográficas e profissionais formuladas para o objetivo específico deste estudo. Os resultados apoiaram a definição de burnout estabelecida pelo BCSQ-12-SS. Concluiu-se que, o BCSQ-12-SS pode ser utilizado para o reconhecimento de perfis clínicos e para a sugestão de potenciais estratégias de intervenção específicas para as características de cada caso particular. Um estudo (Campos JADB, 2012) estimou a prevalência da Síndrome de Burnout utilizando o MBI-SS e sua relação com características sociodemográficas entre estudantes de odontologia de uma universidade pública. Dos 235 participantes, 72,8% eram mulheres e a média de idade foi de 21,0 ± 1,8 anos. O MBI-SS foi fiável e válido. Dezessete por cento apresentaram Síndrome de Burnout. Houve uma relação significativa entre a Síndrome de Burnout e o desempenho do aluno durante o curso ($F = 4,433$, $p<0,001$), a ingestão de medicamentos por causa dos estudos ($F = 7,721$, $p<0,001$) e o pensamento de abandonar o curso ($F = 16,168$, $p<0,001$). Os alunos mais afectados foram os que tiveram um mau desempenho, os que tomaram medicação por causa dos estudos e os que pensaram em desistir do curso. Os autores concluíram que a prevalência da síndrome entre os estudantes de odontologia foi alta, com uma relação significativa entre a síndrome e o desempenho acadêmico do aluno, o uso de medicamentos por causa dos estudos e o pensamento de abandonar o curso.

5. O estado dos administradores da higiene dentária

Um estudo (Hinshaw KJ, 2010) explorou os padrões que surgiram entre o stress, o esgotamento e as actividades de renovação dos administradores do ensino da higiene dentária em seis estados do centro-oeste dos Estados Unidos. Foi pedido aos administradores que preenchessem um questionário demográfico, o Maslach Burnout Inventory (MBI)-Educators Survey e uma entrevista aprofundada. Os inquiridos eram principalmente mulheres caucasianas (93%), com pelo menos cinquenta e um anos de idade (67%), empregados no ensino da higiene dentária há pelo menos vinte e um anos (56%) e administradores do ensino da higiene dentária há menos de dez anos (55%). Todos os participantes referiram stress e esgotamento tanto na sua vida pessoal como profissional. Os participantes afirmaram sentir stress no início e no final do semestre e no final do ano académico e da licenciatura, bem como em relação aos exames nacionais e clínicos, às visitas de acreditação e à elaboração de documentos de auto-estudo, e à necessidade de cumprir os requisitos educativos, institucionais e clínicos. Também referiram utilizar estratégias preventivas de gestão do stress. Foi referida a necessidade de mais formação em gestão do stress, bem como de oportunidades para seguir essa formação nas suas instituições.

4. A PERSONALIDADE BURNOUT: UMA VISÃO GERAL

O stress profissional e outros factores de risco relacionados com o trabalho são predominantes em toda a profissão de dentista. Mas apenas alguns dentistas sofrem de esgotamento. Esta noção foi avaliada relacionando os traços de personalidade com o esgotamento.

Um estudo de investigação (Baran RB, 2005) examinou a distribuição dos tipos de personalidade dos dentistas (em comparação tanto com populações normativas como com estudos anteriores) e comparou os níveis de esgotamento, o empenhamento profissional e o nível de satisfação profissional com os realizados por investigadores anteriores. Uma amostra aleatória de dentistas gerais do Illinois foi examinada utilizando o Indicador de Tipo Myers Briggs (MBTI), o MBI, o Inquérito de Satisfação do Dentista e um questionário demográfico. Foi enviado um total de 254 pacotes de inquéritos aos que assinaram os formulários de consentimento, dos quais 202 foram utilizáveis. Os resultados significativos incluíram um nível mais elevado de satisfação pessoal, um nível mais baixo de DP e uma PA mais elevada. Três dos 16 tipos de Myers Briggs estavam sobre-representados nessa amostra: ISFJ (introvertido sentindo e julgando), ESFJ (extrovertido sentindo e julgando), ENFP (extrovertido intuindo e percebendo); enquanto dois tipos estavam sub-representados: INTP (Introvertido pensamento intuitivo perceção), INTJ (Introvertido pensamento intuitivo julgamento). Pouco menos de metade dos dentistas estavam satisfeitos com a sua profissão; 7,4% tinham atingido níveis significativos de burnout e 83% consideravam a medicina dentária "muito stressante". Concluiu-se que as personalidades sobre-representadas na medicina dentária tinham um nível de satisfação mais elevado e um nível de burnout mais baixo em comparação com o seu grupo de coorte.

Um estudo (Alemany-Martinez A, 2008) avaliou os níveis de "burnout", os padrões de personalidade e as variáveis sociodemográficas nos estudantes e docentes de três programas de pós-graduação (n=78) em Barcelona. O nível de "burnout" foi avaliado através do MBI, de variáveis sociodemográficas e, finalmente, do teste de personalidade. Os resultados mostraram que não existiam níveis elevados de "burnout" em geral, apenas 2-3%, se fosse aplicada uma definição estrita de "burnout", e 10% se estes critérios fossem alargados. Os cirurgiões orais constituíam o grupo de alto nível de "burnout" com altos níveis de EE; no entanto, o seu nível de realização profissional era elevado. No programa de pós-graduação em Ortodontia, alguns dentistas também sofriam de "burnout", mas não apresentavam despersonalização no atendimento aos pacientes. As personalidades narcisista e borderline foram as mais encontradas nos indivíduos que apresentam a síndrome de burnout ($p<0,05$). O perfil do indivíduo com propensão ao "burnout" foi de um homem solteiro, com idade mediana de 27 anos, nos primeiros anos da pós-graduação e que concilia os estudos com 30 horas de prática clínica e/ou outro trabalho ($p<0,05$). Os autores recomendam que é necessário identificar os indivíduos com tendência para o "burnout", de forma a estabelecer medidas preventivas e evitar futuros comportamentos negativos tanto a nível profissional como pessoal.

A questão que se coloca é a de saber por que razão, num mesmo ambiente de trabalho, um indivíduo se esgota, enquanto outro não apresenta qualquer sinal ou sintoma. Um entendimento justo que nos vem à mente é que um traço típico de personalidade pode também despoletar o processo de desenvolvimento do esgotamento. As "personalidades de tipo A" são repetidamente associadas ao esgotamento fácil num ambiente de trabalho stressante. Além disso, a capacidade do dentista para controlar o stress profissional depende do seu grau de personalidade tipo A.

5. EMPENHAMENTO NO TRABALHO E BURNOUT

O velho argumento que o aborda concetualmente como um continuum, o envolvimento no trabalho situa-se no outro extremo do pólo do burnout. As três dimensões inter-relacionadas deste continuum são: exaustão-energia, cinismo-envolvimento e ineficácia-eficácia. Nesta linha, a investigação anterior centrava-se nos aspectos negativos do burnout. Mas uma escola de pensamento recente centra-se nos opostos positivos dos componentes do burnout. No entanto, os dois são constructos diferentes mas relacionados e, por isso, precisam de ser medidos utilizando instrumentos/inventários diferentes. Uma meta-análise efectuada por Halbesleben confirmou esta distinção. O instrumento mais utilizado para medir o burnout é o Maslach Burnout Inventory (MBI) e para medir o empenhamento no trabalho é a Utrecht Work Engagement Scale (UWES: ver anexo).

Foi realizado um inquérito transversal por questionário postal (Denton DA, 2008) a uma amostra aleatória de 500 dentistas que trabalham no Reino Unido para determinar os níveis de esgotamento e de envolvimento no trabalho. Os inquiridos preencheram um pacote de questionários que incluía a Utrecht Work Engagement Scale (UWES 17) e o Maslach Burnout Inventory- Human Services Survey (MBI-HSS), juntamente com perguntas sobre características demográficas. Cerca de 8% dos inquiridos obtiveram pontuações sugestivas de burnout nas três escalas do MBI-HSS e outros 18,5% obtiveram pontuações elevadas em dois dos domínios. Oitenta e três por cento dos inquiridos tinham pontuações sugestivas de envolvimento no trabalho moderado ou elevado. Os dentistas com qualificações de pós-graduação e aqueles que trabalhavam em equipas maiores tinham pontuações mais baixas de burnout e pontuações mais positivas de envolvimento no trabalho. Os dentistas que passaram uma maior proporção do seu tempo na prática do NHS mostraram um menor empenhamento no trabalho e níveis mais elevados de burnout. Concluiu-se que o burnout afecta uma pequena mas significativa proporção de profissionais de medicina dentária no Reino Unido. Uma maior proporção de profissionais mostrou um baixo empenhamento no trabalho, sugerindo uma atitude negativa em relação ao seu trabalho. Foram encontradas pontuações mais elevadas de burnout e pontuações mais baixas de empenho no trabalho em dentistas sem qualificações de pós-graduação, em equipas pequenas e naqueles que passam uma maior proporção do seu tempo na prática do NHS. Um inquérito (Gorter RC, 2011) investigou a saúde psicológica entre o pessoal dentário na Irlanda do Norte. O questionário consistia no MBI, UWES, GHQ, 'Job Demands in Dentistry measure' e 'Job Resources in dentistry measure'. As pontuações médias do Burnout foram desfavoráveis quando comparadas com as pontuações da norma manual do MBI, 26% tinham pontuações nas categorias "elevadas" de EE e DP. A pressão do tempo, as preocupações financeiras e os pacientes difíceis parecem ser as exigências de trabalho mais proeminentes (pontuações médias >3). Todas as escalas de exigências laborais se correlacionaram significativamente ($p<0,01$) e positivamente com a EE e a PD ($0,30> r <0,62$). As pontuações médias de UWES e de todas as subescalas de recursos laborais situavam-se todas bem acima do ponto médio de cada subescala. Os resultados do tratamento parecem ser o recurso de trabalho mais proeminente. A pontuação média do GHQ para todos foi de 1,05(0,51). Não foi encontrada qualquer diferença na pontuação média entre os dentistas e o restante pessoal. Com o "nível de caso" definido como uma pontuação >3 como ponto de corte, 25% dos indivíduos foram considerados casos. O esgotamento foi concluído como uma ameaça séria para a equipa dentária, especialmente entre os dentistas generalistas. Um quarto dos dentistas foi classificado como tendo um risco grave de burnout e um grande número foi considerado como sofrendo de sofrimento psicológico. Os dentistas parecem ter mais problemas com os aspectos do ambiente de trabalho: pressão de tempo e preocupações financeiras. Em contraste com estes resultados, foram identificados níveis encorajadores de empenhamento. Foi recomendado às associações dentárias que prestassem atenção ao risco de burnout.

Um estudo prospetivo (Hakanen JJ, 2012) investigou se o burnout/envolvimento no trabalho conduz a sintomas depressivos/satisfação com a vida, ou o contrário. Em 2003, 71% de todos os dentistas finlandeses foram inquiridos (n=3255), com uma taxa de resposta de 84% para o acompanhamento de 3 anos. O segundo acompanhamento foi efectuado quatro anos mais tarde, com uma taxa de resposta de 86%. Foi utilizada a modelação de equações estruturais para investigar as associações cruzadas entre as variáveis do estudo ao longo do tempo. O burnout previu sintomas depressivos e insatisfação com a vida de T1 a T2 e de T2 a T3. Por outro lado, o engagement no trabalho teve um efeito negativo sobre os sintomas depressivos e um efeito positivo sobre a satisfação com a vida, tanto de T1 a T2 como de T2 a T3, mesmo após o ajuste para o impacto do burnout em cada ocasião. Concluiu-se que o bem-estar relacionado com o trabalho previa o bem-estar geral a longo prazo, ou seja, o burnout previa os sintomas depressivos e não o contrário. Além disso, verificou-se também que o burnout e o empenho no trabalho não eram opostos directos.

6. INSTRUMENTOS DE MEDIÇÃO DO BURNOUT

Um estudo (Winwood PC, 2004) comparou o Copenhagen Burnout Inventory (CBI) com o bem estabelecido Maslach Burnout Inventory. Os resultados sugeriram que o CBI possuía excelentes propriedades psicométricas e parecia ser uma medida adequada de burnout em populações de profissionais de saúde. Em comparação, foram encontradas dificuldades em demonstrar o nexo assumido entre as três subescalas do MBI. O estudo pôs em causa uma definição de burnout há muito utilizada e que parece ter sido amplamente aceite.

Um estudo (Gorter RC, 1999) teve como objetivo testar a estrutura trifactorial do inventário de burnout de Maslach - versão holandesa (MBI-NL) em comparação com estruturas alternativas em 709 GDP holandeses. A estrutura de três factores foi a que melhor se ajustou aos dados subjacentes, enquanto outras qualidades psicométricas foram muito satisfatórias. Concluiu-se que a estrutura de três factores do MBI-NL era superior às estruturas alternativas, e que o MBI-NL é um instrumento altamente adequado para medir o burnout entre os dentistas.

Um estudo (te Brake JHM, 2005) descreveu o desenvolvimento de um instrumento baseado na Internet - "The Stress Thermometer" - e determinou a sua aplicabilidade na prática dentária. Consistia em duas partes - a primeira avaliava o nível de burnout utilizando o MBI e a segunda parte visava os factores de stress no contexto dentário, utilizando 21 características de trabalho obtidas do DEWSS e 2 itens adicionais. Foi disponibilizado a todos os membros da Associação Dentária Holandesa, dos quais 77% de todos os dentistas holandeses (total de 7.623) eram membros. Durante um período de avaliação de 5 meses, 12% de todos os possíveis inquiridos utilizaram-no. As características descritivas do outro grupo de respostas, bem como os níveis de esgotamento e stress no trabalho, correspondiam aos encontrados na população de dentistas neerlandeses.

No entanto, também se registaram alguns desvios. Os resultados indicaram a aplicabilidade do Termómetro de Stress a uma variedade representativa de dentistas. Foi também sugerido que, embora os desvios encontrados não pudessem ser ignorados em utilizações futuras, o Termómetro de Stress foi bem sucedido em atingir uma população difícil de alcançar. O instrumento chamou efetivamente a atenção para questões pessoais sensíveis relativas ao stress e ao esgotamento relacionados com o trabalho.

7. A LITERATURA DE INTERVENÇÃO SOBRE O BURNOUT DENTÁRIO

Um estudo quase-experimental (te Brake JHM, 2001) com um desenho de grupo de controlo não equivalente pré-teste-pós-teste foi conduzido para determinar os efeitos a longo prazo de um programa de intervenção para o burnout. Os dados do pré-teste provinham dos dentistas holandeses que tinham participado no inquérito nacional de 1997. Foi identificado um "grupo de risco de burnout" de 171 dentistas. Do total, 19 participaram no programa de intervenção. Após o programa de intervenção, 92 dentistas (19 participantes e um grupo de controlo) responderam ao inquérito pós-intervenção de 1998. Estes dentistas foram contactados mais uma vez um ano mais tarde, 84,8% devolveram o questionário. Embora tenha havido uma melhoria em todas as subescalas do MBI-NL no primeiro pós-teste, os resultados também mostraram uma recaída dos participantes no programa no segundo pós-teste. Por outro lado, os controlos que tomaram medidas por sua própria iniciativa relataram um efeito benéfico a longo prazo. Os controlos que não tomaram qualquer medida não revelaram qualquer alteração nas escalas de burnout em nenhum momento. Os autores sugeriram que eram necessários mais acompanhamentos e uma abordagem ainda mais individualista para o grupo de intervenção e questionaram como chegar ao grupo que não fez nada em resposta ao seu feedback.
Um estudo (Gorter RC, 2001) mediu os efeitos de um programa de aconselhamento de carreira no burnout entre médicos dentistas de clínica geral. De um grupo de 171 dentistas, identificados com pontuações desfavoráveis no MBI-NL, dezanove optaram por participar no programa. Este consistiu em aconselhamento individual e sessões de grupo, utilizando técnicas de intervenção cognitivas e comportamentais, durante um período de 6 meses. Um mês após a última sessão, tanto os participantes do programa (N=17) como os dentistas convidados, mas não participantes (N=66), preencheram novamente o MBI-NL. A comparação das pontuações dos participantes no pré-teste e no pós-teste mostrou uma melhoria estatística significativa nas subescalas de EE e AF. Entre o grupo de controlo, foi feita uma distinção entre os dentistas que tinham auto-iniciado medidas preventivas (N=35) e os que não tinham (N=31). A auto-prevenção também parece ter um efeito sobre o EE e a

AF. Entre os dentistas que relataram não ter tomado medidas preventivas, não foi encontrada qualquer alteração nos níveis de burnout. Os autores concluíram que o programa de prevenção teve um efeito positivo nas pontuações de burnout entre os dentistas, enquanto que diferentes formas de actividades de prevenção auto-iniciadas também pareceram ser eficazes.

8. BURNOUT: UM SINISTRO DE SAÚDE PÚBLICA DENTÁRIA

Por natureza, os dentistas são compassivos - afinal, escolheram uma carreira na área da saúde. Toda a sua existência é passada em prol dos mais necessitados. A maior parte das vezes, estão a par da vida dos seus pacientes através de encontros e visitas frequentes. Ao mesmo tempo, os dentistas estão sob pressão para satisfazer as expectativas dos seus pacientes e dos seus colegas. Algumas dessas expectativas são incrivelmente exigentes; outras são completamente irrealistas. De qualquer forma, o resultado pode colocar o dentista num risco acrescido de fadiga por compaixão (FC). A FC é um subconjunto, um tipo de esgotamento que é muito mais específico e resulta do facto de se ser empático. A FC está mais relacionada com o facto de trabalhar frequentemente com pessoas que estão a sofrer.

Alguns dentistas alegadamente sentem-se como **"prestadores de serviços de segunda classe"** no mundo da saúde e sentem que não têm uma posição social semelhante à dos médicos. Os dentistas podem deparar-se com "lixo conversacional" repetido por parte dos doentes, dos contactos sociais e do público em geral. Este lixo é definido como comentários do tipo "Como é que se passa cinco longos anos a estudar apenas sobre dentes e mesmo assim não se chega a médico?", "Os dentistas só sabem arrancar os dentes" ou "Considera-se médico?".

Como grande parte do trabalho oral efectuado não é visto nem apreciado pelos espectadores, não há ninguém que possa elogiar os cuidados prestados, a não ser que um comentário positivo seja feito por um novo dentista que reveja o trabalho de um profissional anterior. Estes prestadores de cuidados de saúde têm uma necessidade tão grande de aprovação, apreço e respeito como as outras pessoas nos serviços humanos. Alguma vez se ouviu um doente exclamar: "Caramba, foi uma impressão perfeita!"? O trabalho dentário é, de facto, um desafio e é realizado em posturas tediosas, desconfortáveis e de longa duração, no consultório. Freese (1998) observou que a medicina dentária é certamente uma das profissões mais stressantes de todas.

Os dentistas podem e têm de enfrentar doenças e problemas que podem perturbar ou prejudicar a sua prática. No entanto, há um conjunto crescente de provas que sugerem uma maior vulnerabilidade da profissão a certas doenças e afecções que só podem ser classificadas como relacionadas com a prática. O dentista está sujeito a uma grande variedade de doenças físicas e psicológicas que são induzidas ou agravadas pelo ambiente de trabalho e que afectam grandemente a saúde dos profissionais de medicina dentária. Batista et al. considera a síndrome de burnout como um problema de saúde pública devido às suas implicações físicas, mentais e sociais para os indivíduos.

Descobertas recentes sugerem que o burnout tem características de coping desadaptativo a curto prazo mas é, paradoxalmente, protetor a longo prazo. Existe uma relação entre a carga emocional e o volume de doentes tratados. Os níveis de despersonalização diminuem com a idade e podem dever-se a vários factores - as capacidades de socialização aumentam com a idade, um abrandamento do ritmo de trabalho que permite um maior contacto pessoal, ou o estabelecimento de relações pessoais com os doentes ao longo do tempo. Os dentistas mais velhos trabalham menos horas, sendo que o impacto da idade é maior nos homens. O apoio emocional pode ser obtido através dos colegas de trabalho, razão pela qual o número de casos de síndrome de burnout pode diminuir nos grupos de consultórios maiores.

Por outro lado, uma caraterística particular da prática privada é o elevado nível de controlo. Permite que os dentistas tenham controlo sobre as suas condições de trabalho: um fator que ajuda a reduzir os níveis de stress. Também está relacionado com o rendimento, a autonomia e a correspondência entre as aspirações técnicas e os resultados práticos. Níveis mais elevados de despersonalização em dentistas solteiros, em comparação com os casados, sugerem que o envolvimento com o cônjuge e os filhos torna as pessoas casadas mais experientes em lidar com problemas pessoais.

Em suma, em estudos que abrangem mais de duas décadas, a prevalência de burnout variou entre 7-40% entre os dentistas, 36-40% para os pós-graduados e 17-46% entre os estudantes universitários. A EE e a DP são os domínios mais afectados nos dentistas, enquanto os estudantes parecem estar mais emocionalmente exaustos. A maior parte da investigação foi efectuada entre os dentistas gerais e muito poucos entre os especialistas que utilizam o MBI. A literatura disponível é ainda inadequada para estabelecer relações causais e o nosso conhecimento sobre como lidar com as consequências do burnout é ainda bastante limitado. A melhor maneira possível é modificar o ambiente.

A base concetual do esgotamento parece implicar que o ambiente físico é provavelmente de menor importância no processo e não se pode demonstrar que nenhuma condição real do local de trabalho esteja correlacionada com níveis elevados de esgotamento, seria prudente tornar o ambiente do consultório tão agradável quanto possível. Porque, para além de reduzir diretamente o stress do dentista, pode reduzir o nível de ansiedade dos doentes e, assim, a carga emocional do dentista. Segundo consta, muitos dentistas não aproveitam os tempos de silêncio (como as horas de almoço), não tiram férias para relaxar ou não encontram formas de libertar o seu stress.

9. RESUMO

O burnout é uma resposta prolongada a stressores emocionais e interpessoais crónicos no trabalho e é definido por três dimensões: exaustão emocional, despersonalização e realização pessoal reduzida. A exaustão é descrita como o sentimento de não ser capaz de dar mais de si próprio a nível emocional; a despersonalização como uma atitude distante em relação ao trabalho, aos clientes e aos colegas; e a reduzida realização pessoal (ineficácia) como o sentimento de não desempenhar adequadamente as tarefas e de ser incompetente no trabalho. Em termos gerais, o burnout é a resposta do organismo ao fracasso das estratégias de coping que os indivíduos normalmente utilizam para gerir os factores de stress no trabalho. Trata-se de um processo gradual de desilusão, que começa com o entusiasmo e segue com a estagnação, a frustração e, finalmente, a apatia. O burnout é melhor descrito como uma erosão gradual de uma pessoa.

Os investigadores têm-se centrado principalmente nos dentistas como população-alvo, utilizando o Maslach Burnout Inventory. Os estudos são sobretudo de natureza transversal, com alguns a seguirem uma abordagem longitudinal e de intervenção. Embora os estudos tenham sido efectuados em todo o mundo, a investigação entre os profissionais holandeses é extensa. Devido às limitações das pequenas amostras de diferentes contextos culturais e à interpretação variada dos resultados, as comparações entre os estudos devem ser efectuadas com cautela. Assim, a exaustão emocional e a despersonalização emergiram como os dois principais domínios do burnout (sendo a primeira a componente principal).

A medicina dentária é conhecida por ser uma profissão stressante. Além disso, a literatura revela que o burnout não é de modo algum raro entre os dentistas. Este trabalho é uma interação social entre o ajudante e o beneficiário no seu ambiente de trabalho limitado e com características pessoais. Um dentista saudável é um dos componentes mais importantes de uma prática dentária bem sucedida. A primeira coisa que precisa de compreender é o que causa o esgotamento na medicina dentária. Estudos na literatura descobriram que o esgotamento é prevalente em cada fase da medicina dentária, desde um estudante em início de carreira até um profissional funcional de meia-idade. Sendo uma questão de saúde pública, o desconhecimento deste fenómeno e dos seus factores de risco prevalecentes pode levar à paralisação da profissão. Assim, existe uma necessidade urgente de compreender a mudança de comportamento em cada etapa da escada do esgotamento, desde um consultório em lua de mel até ao seu esgotamento.

10. BIBLIOGRAFIA

1. K. Park. Park's Textbook of Preventive And Social Medicine. 21st ed. 2011. Banarsidas Bhanot Publishers, Jabalpur, Índia.

2. Toppinen-Tanner S. Process of burnout: structure, antecedents, and consequences. People and Work Research Reports 93. 2011. Tampereen Yliopistopaino Oy - Juvenes Publishers, Tampere.

3. Schuster N, Nelson DL, Quisling C. Burnout among Physical Therapists. PhysTher.1984 Mar;64(3):299-303

4. Gorter C, Albercht G, Hoogstraten J, Eijkman MAJ. Work place characteristics, work stress and burn out among Dutch dentists. Eur J Of Oral Sci. 1998 Dec;106(6):999-1005

5. Puriene A, Janulyte V, Musteikyte M, Bendinskaite R. General health of dentists. Revisão da literatura. Stomatologija.2007;9(1):10-19

6. MurtomaaH, Haavio-Mannila F, Kandolin I. Burnout and its causes in Finnish dentists. Community Dent Oral Epidemiol. 1990 Aug;18(4):208-12

7. Denton DA, Newton JT, Bower EJ. Occupational burnout and work engagement: a national survey of dentists in the United Kingdom. Br Dent J.2008 Oct 11;205(7):E13; discussão 382-3

8. Osborne D,Croucher R. Levels of burnout in general dental practitioners in south east of England. Br Dent J. 1994 Nov 19;177(10):372-7

9. Croucher R, Osborne D, Marcenes W, Sheiham A. Burnout and issues of the work environment reported by the general dental practitioners in the United Kingdom. Community Dent Health. 1998 Mar;15(1):40-3

10. Humphris G, Lilley J, Kaney S, Broomfield D. Burnout and stress-related factors among junior staff of three dental hospital specialities. Br Dent J. 1997Jul 12;183(1):15-21

11. O'Shea RM, Corah NL, Ayer WA. Sources of dentists' stress. J Am Dent Assoc. 1984 Jul;109(1):48-51

12. Baran RB. Myers Briggs type indicator, burnout & satisfaction in Illinois dentists. Gen Dent.

2005 May-Jun;53(3):228-34

13. Rada RE, Johnson-Leong C. Stress, burnout, anxiety and depression among dentists. J Am Dent Assoc. 2004 Jun;135(6):788-94

14. Katz CA. Stress factors operating in the dental office work environment. Dent Clin North Am. 1986 Oct;30(4 Suppl):S29-S36

15. Cooper CL, Rout U, Faragher B. Mental health, job satisfaction and job stress among general practitioners. Br Med J. 1989 Feb 11;298(6670):366-70

16. Gorter RC, Albercht G, Hoogstraten J. Eijkman MAJ. Professional burnout among Dutch dentists. Community Dent Oral Epidemiol.1999Apr;27(2):109-16

17. Kay EJ, Scarrott DM. A survey of dental professionals' health and well-being. Br Dent J. 1997 Nov 8;183:340-5

18. Lyon C, Nadershahi NA. Life Balance and the Busy Dental Professional. J Calif Dent Assoc. 2009 Apr;37(4):275-8

19. Freeman R, Main JRR, Burke FJT. Occupational stress and dentistry: theory and practice Part II Assessment and control. Br Dent J. 1995 Mar 25;178(6):218-22

20. Alemany-Martinez A, Berini-Aytes L, Gay-Escoda C. A síndrome de burnout e os distúrbios de personalidade associados. O estudo em três programas de pós-graduação em Medicina Dentária na Universidade de Barcelona. Med Oral Patol Oral Cir Bucal. 2008 Jul 1;13(7):E444-50

21. Puriene A, Aleksejuniene J, Petrauskiene J, Balciuniene I, Janulyte V. Selfperceived Mental Health and Job Satisfaction among Lithuanian Dentists. Ind Health. 2008 Jul;46(3):247-52

22. Joffe H. Dentistry on the couch. Aust Dent J. 1996 Jun;41(3);206-10

23. Shakir S, Ghazali SSA, Shah IA, Zaidi SAA, Tahir MH. Job satisfaction among doctors working at teaching hospital of Bahawalpur, Pakistan. J Ayub Med Coll Abbottabad. 2007 Jul-Set;19(3):42-5

24. Gorter RC, te Brake HJHM, Hoogstraten J, Eijkman MAJ. Positive engagement and job resources in dental practice. Community Dent Oral Epidemiol. 2008 Feb;36(1):47-54

25. Campos JADB, Jordani PC, Zucoloto ML, Bonafe FS, Maroco J. Síndrome de Burnout entre estudantes de odontologia. Rev Bras Epidemiol.2012 Mar;15(1):155-65

26. te Brake JHM. Burnout and job engagement in dentistry. Tese de doutoramento. 2005. Ponsen&Looijenbv, Wageningen Publishers, Universidade de Amesterdão, Países Baixos. http://dare.uva.nl/document/78123 acedido em 20-05-2017

27. Winwood PC, Winfield AH, Lushington K. The role of occupational stress in the maladaptive use of alcohol by dentists: A study of South Australian general dental practitioners. Aust Dent J. 2003 Jun;48:(2):102-109

28. Sofola OO, Jeboda SO. Perceived sources of stress in Nigerian dental students. Eur J Dent Educ. 2006 Feb;10(1):20-3

29. Humphris G, Blinkhorn A, Freeman R, Gorter R, Hoad-Reddick G, Murtomaa et al. Psychological stress in undergraduate dental students: baseline results from seven European dental schools. Eur J Dent Educ.2002;6(1):22-9

30. Gorter RC, Freeman R, Hammen S, Murtomaa H, Blinkhorn A, Humphris G. Psychological stress and health in undergraduate dental students: fifth year outcomes compared with first year baseline results from five European dental schools. Eur J Dent Educ. 2008 maio;12(2):61-8

31. Pohlmann K, Jonas I, Ruf S, Harzer W. Stress, burnout and health in the clinical period of dental education. Eur J Dent Educ.2005 May;9(2):78-84

32. Badran DH, Al-Ali MH, Duaibis RV, Amin WM. Burnout among clinical dental students at Jordanian universities.East Mediterr Health J. 2010 Apr;16(4):434-7

33. Maslach C, Jackson SE. The measurement of experienced burnout. Journal Of Occupational Behaviour. 1981;2:99-113

34. Maslach C, Leiter MP, Jackson SE. Making a significant difference with burnout interventions: Colaboração entre investigadores e profissionais. J OrganBehav. 2012;33(2):296-300

35. Kesner M. Burnout em medicina dentária: a causa e a cura.2011

http://www.dentaleconomics.com/articles/print/volume-101/issue-9/personal- enrichment/burnout-in-dentistry-the-cause-and-the-cure.html acedido em 20-05 2017

36. Vanishree N, Jeswin J, Madhusudhan S.Suicide Amongst Dentists - Are you at Risk? J Oral Health Comm Dent. 2011;5(3)160-3

37. Schaufeli WB. Desempenho passado e perspectivas futuras da pesquisa sobre burnout. SA Journal of Industrial Psychology. 2003;29(4):1-15

38. Felton JS. Burnout como entidade clínica - a sua importância nos profissionais de saúde. Occup. Med. 1998;48(4):237-250

39. Peterson U. Stress and burnout in healthcare workers. Tese de doutoramento 2008. Karolinskainstitutet publishers, Estocolmo.

http://publications.ki. se/xmlui/bitstream/handle/10616/40035/thesis.pdf?sequence =1 acedido em 20-05-2017

40. JoëlleBlache, Adriana Borza, Kylene De Angelis, Elisabeth Frankus, GiulioGabbianelli, Christian Korunka et al. Formação em Intervenção de Burnout para Gestores e Líderes de Equipa: Um Relatório de Prática. 2011.dieBerater

Publishers.http://www.burnoutintervention.eu/fileadmin/user upload/BOIT Goo d practice brochure PT.pdf acedido em 20-05-2017

41. Hakanen JJ, Schaufeli WB. Do burnout and work engagement predict depressive symptoms and life satisfaction? A three-wave seven-year prospective study. J Affect Disord. 2012;141(2-3):415-424

42. Freeman R, Main JR, Burke FJ. Stress ocupacional e medicina dentária: teoria e prática. Parte I. Reconhecimento. Br Dent J. 1995 Mar 25;178(6):214-7

43. Organização Mundial de Saúde (OMS).Classificação estatística internacional de doenças e problemas de saúde relacionados - 10ª revisão. Genebra, Suíça: Organização Mundial de Saúde

1992http://www.who.int/classifications/icd/ICD10Volume2 pt 2010.pdf acedido em 20-05-2017

44. Soderstrom M, Jeding K, Ekstedt M, Perski A,Akerstedt T. Insufficient Sleep Predicts Clinical Burnout. J OccupHealth Psychol. 2012;17(2):175-183

45. Gorter R.C. Burnout among dentists: Identificação e prevenção. Tese de doutoramento. 2000. http://dare.uva.nl/document/81002 acedido em 20-05-2017

46. Garbin CAS, Garbin AJI, dos Santos RR, FagundesFreire ACG, Goncalves PE. Síndrome de Burnout em Dentistas. J Depress Anxiety. 2012;1(1):1-4

47. Alpoz E, Güneri P, Siirgevil O, Qankaya H. Síndrome de Burnout numa Faculdade de Medicina Dentária: Effect of Sociodemographic and Academic Factors.I lacettepeDisI IekiimligiFakLiltesiDergisi.2008;32(3):l8-28

48. Forrest WR. Stress e comportamento auto-destrutivo dos dentistas. Dent Clin North Am. 1978 Jul;22(3):361-71

49. Cooper CL, Watts J, Kelly M. Job satisfaction, mental health and job stressors among general dental practitioners in the UK. Br Dent J. 1987 Jan24;162(2):77- 81

50. Self-care for dentists (Autocuidado para dentistas). Associação Dentária da Nova Zelândia e Conselho Dentário da Nova Zelândia

http://www.dentalcouncil.org.nz/Documents/SelfCareForDentists.pdf acedido em 20-05-2017

51. Buhler KE, Land T. Burnout and personality in extreme nursing: an empirical study.SchweizerArchivF^Neurologie Und Psychiatrie. 2004;155(1):35-42

52. LaPorta LD. Stress ocupacional em cirurgiões orais e maxilofaciais: Tendencies, traits & triggers. Oral Maxillofacial SurgClin North Am. 2010 Nov;22(4):495- 502

53. Weber A, Jaekel-Reinhard A. Burnout syndrome: a disease of modern societies? Occup. Med (London). 2000 Sep;50(7):512-7

54. O'DowD TC. To burn out or to rust out in general practice. J R Coll GenPract. 1987 Jul;37(300):290-1

55. Gonzalez-Roma V, Schaufeli WB, Bakker AB, Lloret S. Burnout and work engagement:

independent factors or opposite poles? J VocatBehav.2006 Feb;68(1):165-174

56. Maslach C, Leiter MP: Early predictors of job burnout and engagement. J Appl Psychol. 2008 May;93(3):498-512

57. Houkes I, Winants Y, Twellaar M, Verdonk P. Development of burnout over time and the causal order of the three dimensions of burnout among male and female GPs. A three-wave panel study. BMC Public Health. 2011 Abr 18;11:240

58. te Brake H, Smits N, Wicherts JM, Gorter RC, Hoogstraten J. Burnout development among dentists: a longitudinal study. Eur J Oral Sci 2008 Dec;116(6):545-51

59. Frey R. When Professional Burnout Syndrome Leads to Dysthymia. J Can Dent Assoc. 2000 Jan;66(1):33-4

60. Qiao H, Schaufeli WB. The Convergent Validity of Four Burnout Measures in a Chinese Sample: A Confirmatory Fator-Analytic Approach. Applied Psychology. 2011 Jan;60(1):87-111

61. Demerouti E, Bakker AB. Measurement of burnout (and engagement). [Versão de 25 de setembro de 2007].

http://www.beanmanaged.com/doc/pdf/amoldbakker/articles/articles amold bak ker 173.pdfacedido em 20-05-2017

62. Schaufeli WB, Taris TW. A concetualização e a medição do burnout: Common ground and worlds apart. Work Stress. 2005 Jul-Set;19(3):256-62

63. Leiter MP, Schaufeli WB. Consistency Of The Burnout Construct Across Occupations. Anxiety Stress Coping. 1996 Aug;9(3):229-43

64. Schaufeli W, Bakker A. Utrecht work engagement scale. Preliminary Manual [Versão 1, novembro de 2003].

http://www.beanmanaged.eu/pdf/articles/amoldbakker/article amold bakker 87. pdf acedido em 20-05-2017

65. Halbesleben, JRB. A meta-analysis of work engagement: relationships with burnout, demands, resources, and consequences. In: Bakker, A.B., Leiter, M.P. (Eds.), Work Engagement: A

Handbook of Essential Theory and Research. 2010. Psychology Press, Nova Iorque. p.102-117

66. Pavot, W, Diener E. Review of the satisfaction with life scale. Psychological Assessment.1993;5(2):164-172

67. Schaufeli W B, Bakker A B, Salanova M. The measurement of work engagement with a short questionnaire. A cross-national study. EducPsycholMeas.2006 Aug;66(4):701-16

68. Schaufeli WB, Leiter MP, Maslach C. Burnout: 35 years of research and practice. The Career Development International. 2009;14(3):204-220

69. Lavrova K, Levin A. Burnout Syndrome: Prevention and Management. Manual para trabalhadores de programas de redução de danos. 2006

http://www.harmreduction.org/ru/images/stories/library/bumout syndrome 06 e n.pdfacedido em 20-05-2017

70. Van der Merwe, A. Stress Solutions: Compreender e gerir o stress para uma vida equilibrada e cheia de energia. 2004. Tafelberg Publishers.

71. Gorter RC, Eijkman MAJ, Hoogstraten J. Burnout and health among Dutch dentists. Eur J Oral Sci. 2000 Aug;108(4):261-7

72. te Brake H, Bloemendal E,Hoogstraten J. Gender differences in burnout among Dutch dentists. Community Dent Oral Epidemiol. 2003 Oct;31(5):321-7

73. Gorter C, Storm MK, te Brake JHM, Kersten HW, Eijkman MAJ. Outcome of career expectancies and early professional burnout among newly qualified dentists. Int Dent J. 2007 Aug;57(4):279-85

74. te Brake JHM, Bouman AM, Gorter RC, Hoogstraten J, Eijkman MAJ. Usando o Maslach Burnout Inventory entre dentistas: medição e tendências de burnout.Community Dent Oral Epidemiol.2008 Feb;36(1):69-75

75. Ahola K, Hakanen J. Job strain, burnout, and depressive symptoms: a prospective study among dentists. J Affect Disord. 2007 Dec;104(1-3):103-10. Epub 2007 Apr 19

76. Bhugra D, Bhui KS, Gupta KR. Burnout and stress among doctors and dentists in North India.

Int J Cult MentHealth.2008;1(1):24-9

77. Fareed N, Kumar K, Sharath PR, Sudhakar. K. Burnout among the Dental Practitioners of Bengaluru City. JIAPHD. 2011;18:100-3

78. Al-Mobeeriek AF, Al-Mobeeriek HF. Burnout entre académicos e não académicos de medicina dentária em Riade e na província oriental, Arábia Saudita. J Pak Dent Assoc.2011 Oct-Dec;20(4):199-205

79. Shelly JJ, Wong M, Rackcliffe J. Are Texas dentists burned out? Tex Dent J. 1989 Dec;106(12):9-14, 53

80. Shelley JJ e Wong MK. A Comparison of Burnout Between Civilian and Military Dentists (Uma comparação do esgotamento entre dentistas civis e militares). US Army Med Dep J. 1991 May-Jun:42-6

81. Rios-Santos JV, Reyes-Torres M, Lopez-Jimenez A, Morillo-Velazquez JM, Bullon P. Burnout and depression among Spanish periodontology practitioners. Med Oral Patol Oral Cir Bucal. 2010 Sep 1;15 (5):e813-9

82. Pirillo F, Caracciolo S, Siciliani G. The orthodontist burnout. Prog Orthod. 2011;12(1):17-30

83. Gorter RC, Jacobs BLTH, Allard RHB. Low burnout risk and high engagement levels among oral and maxillofacial surgeons. Eur J Oral Sci. 2012 Feb;120(1):69-74

84. Divaris K, Lai CS,Polychronopoulou A, Eliades T e Katsaros C. Stress and burnout among Swiss dental residents. Schweiz Monatsschr Zahnmed. 2012 Aug;122(7-8):610-5

85. Divaris K, Polychronopoulou A, Taoufik K, Katsaros C,Eliades T. Stress and burnout in postgraduate dental education. Eur J Dent Educ. 2012 Feb;16(1):35- 42

86. Prinz P, Hertrich K, Hirschfelder U, de Zwaan M. Burnout, depression and depersonalisation - Psychological factors and coping strategies in dental and medical students. GMS ZeitschriftfurMedizinischeAusbildung 2012;29(1): Doc10

87. Montero-Marin J, Monticelli F, Casas M, Roman A, Tomas I, Gili M, Garcia-Campayo J. Síndrome de Burnout entre estudantes de odontologia: uma versão curta do "Burnout Clinical

Subtype Questionnaire" adaptado para estudantes (BCSQ-12-SS). BMC Med Educ. 2011 Dec 12;11:103

88. Hinshaw KJ, Richter LT, Kramer GA. Stress, Burnout, and Renewal Activities of dental hygiene education administrators in Six U.S. Midwestern States. J Dent Educ. 2010 Mar;74(3):235-50

89. Gorter RC, Freeman R. Burnout and engagement in relation with job demands and resources among dental staff in Northern Ireland. Community Dent Oral Epidemiol. 2011 Feb;39(1):87-95

90. Winwood PC, Winefield AH. Comparing Two Measures of Burnout Among Dentists in Australia. Int J StressManag. 2004 Aug;11(3):282-9

91. Gorter RC, Albrecht G, Hoogstraten J, Eijkman MAJ. Fatorial validity of the Maslach burnout inventory--Dutch version (MBI-NL) among dentists. J Organ Behav. 1999 Mar;20(2):209-17

92. te Brake JHM, Eijkman MAJ, Hoogstraten J, Gorter RC. Dentists' selfassessment of burnout: an internet feedback tool. Int Dent J. 2005;55(3):119-26

93. te Brake JHM, Gorter RC, Hoogstraten J, Eijkman MAJ. Burnout intervention among Dutch dentists: long term effects. Eur J Oral Sci. 2001;109:380-7

94. Gorter RC, Eijkman MA, Hoogstraten J. A career counseling program for dentists: effects on burnout. Patient EducCouns. 2001 Apr;43(1): 23-30

95. Purvanova RK, Muros JP. Gender differences in burnout: a meta-analysis. J VocatBehav,2010;77(2):168-185.

96. Humphris G. A review of burnout in dentists. Dent update. 1998 Nov;25(9):392-6

97. Falchi V, Baron H, Burnett F. Community mental health team staff - burnout and satisfaction before and after the introduction of New Ways of Working for Psychiatrists. Mental Health Nursing2009;29(6):12-5.

98. Schaufeli WB, Martinez IM, Pinto AM, Salanova AM, Bakker AB. Burnout and engagement in university students. Journal of Cross-Cultural Psychology 2002 Sep;33(5):464-81

99. Demerouti E, Mostert K, Bakker AB. Burnout and Work Engagement: A Thorough Investigation of the Independency of Both Constructs. Jornal de Psicologia da Saúde Ocupacional. J Occup Health Psychol. 2010 Jul;15(3):209-22

100. Kapoor S, Puranik MP, Uma SR. Burnout in Dentistry: An Overview. Int J Adv Health Sci 2014;1(8):17-22.

101. Kapoor S. The Dental Burnout. LAP Lambert Academic Publishing, Alemanha.

ANEXO

INVENTÁRIO DE BURNOUT DE MASLACH (MBI)

Exaustão emocional

1. Sinto-me emocionalmente esgotado com o meu trabalho
2. Sinto-me esgotado ao fim do dia
3. Sinto-me cansado quando me levanto de manhã e tenho de enfrentar mais um dia de trabalho
4. Trabalhar com pessoas durante todo o dia é uma verdadeira tensão para mim
5. Sinto-me esgotado com o meu trabalho
6. Sinto-me frustrado com o meu trabalho
7. Sinto que estou a trabalhar demasiado no meu emprego
8. Trabalhar diretamente com as pessoas é demasiado stressante para mim
9. Sinto-me como se estivesse no fim da minha corda

Despersonalização

1. Tornei-me mais insensível para com as pessoas desde que aceitei este emprego
2. Preocupa-me que este trabalho me esteja a endurecer emocionalmente
3. Não me interessa muito o que acontece a alguns clientes
4. Sinto que os clientes me culpam por alguns dos seus problemas
5. Sinto que trato alguns clientes como se fossem objectos impessoais.

Realização pessoal

1. Consigo compreender facilmente o que os clientes pensam sobre as coisas
2. Lido eficazmente com os problemas dos clientes
3. Sinto que estou a influenciar positivamente a vida de outras pessoas através do meu trabalho
4. Sinto-me com muita energia
5. Consigo criar facilmente um ambiente descontraído com os clientes
6. Sinto-me entusiasmado depois de trabalhar de perto com os clientes
7. Realizei muitas coisas úteis neste trabalho
8. No meu trabalho, lido com problemas emocionais com muita calma

Opções:

Discordo totalmente/Discordo fortemente/Discordo/Indeciso/Acordo/Concordo fortemente/Concordo totalmente

INVENTÁRIO DE BURNOUT DE MASLACH - INQUÉRITO AOS ESTUDANTES (MBI-SS)

Exaustão

1. Sinto-me emocionalmente esgotado pelos meus estudos.

2. Sinto-me esgotado no final de um dia na universidade.

3. Sinto-me cansado quando me levanto de manhã e tenho de enfrentar mais um dia na universidade.

4. Estudar ou assistir a uma aula é realmente um esforço para mim.

5. Sinto-me esgotado com os meus estudos.

Cinismo

1. Desde a minha entrada na universidade, perdi o interesse pelos meus estudos.

2. Tornei-me menos entusiasta dos meus estudos.

3. Tornei-me mais cético quanto à utilidade potencial dos meus estudos.

4. Duvido da importância dos meus estudos.

Eficácia profissional

1. Sou capaz de resolver eficazmente os problemas que surgem nos meus estudos.

2. Considero que dou um contributo efetivo para as aulas que frequento.

3. Na minha opinião, sou um bom aluno.

4. Sinto-me estimulado quando atinjo os meus objectivos de estudo.

5. Aprendi muitas coisas interessantes durante os meus estudos.

6. Durante as aulas, sinto-me confiante de que sou eficaz a fazer as coisas.

BURNOUT CLINICAL SUBTYPE QUESTIONNAIRE, INQUÉRITO AOS ESTUDANTES (BCSQ-12-SS)

1234567

1. Penso que invisto mais do que é saudável no meu empenhamento nos estudos

O O O O O O O O

2. Gostaria de estudar outra coisa que fosse mais exigente para as minhas capacidades

O O O O O O O O

3. Quando os resultados dos meus estudos não são nada bons, deixo de me esforçar

O O O O O O O O

4. Descuido a minha vida pessoal devido à prossecução de grandes objectivos nos estudos

O O O O O O O O

5. Sinto que os meus estudos actuais impedem o desenvolvimento das minhas capacidades

O O O O O O O O

6. Desisto em resposta a um obstáculo nos meus estudos

O O O O O O O O

7. Estou a pôr em perigo a minha saúde ao procurar obter bons resultados nos meus estudos

O O O O O O O O

8. Gostaria de estudar outra coisa em que pudesse desenvolver melhor o meu talento

O O O O O O O O

9. Desisto quando me deparo com qualquer dificuldade nas minhas tarefas como Estudante

O O O O O O O O

10. Ignoro as minhas próprias necessidades para satisfazer as exigências dos meus estudos

O O O O O O O O

11. Os meus estudos não me dão oportunidades de desenvolver as minhas capacidades

O O O O O O O O

12. Quando o esforço investido no estudo não é suficiente, desisto

O O O O O O O O

(1) Discordo totalmente; **(2)** Discordo totalmente; **(3)** Discordo; **(4)** Indeciso; **(5) Concordo**; **(6)** Concordo totalmente; **(7)** Concordo totalmente

INVENTÁRIO DE BURNOUT DE OLDENBURG

(1) Concordo totalmente; **(2)** Concordo; **(3)** Discordo; **(4)** Discordo totalmente

1 2 3 4 5

1. Encontro sempre aspectos novos e interessantes no meu trabalho.

O O O O O

2. Há dias em que me sinto cansado antes de chegar ao trabalho.

O O O O O

3. É cada vez mais frequente falar do meu trabalho de uma forma negativa.

O O O O O

4. Depois do trabalho, tenho tendência a precisar de mais tempo do que no passado para relaxar e sentir-me melhor.

O O O O O

5. Consigo tolerar muito bem a pressão do meu trabalho.

O O O O O

6. Ultimamente, tenho tendência para pensar menos no trabalho e faço o meu trabalho quase mecanicamente.

O O O O O

7. Considero o meu trabalho um desafio positivo.

O O O O O

8. Durante o meu trabalho, sinto-me muitas vezes emocionalmente esgotado.

O O O O O

9. Com o passar do tempo, pode desligar-se deste tipo de trabalho.

O O O O O

10. Depois de trabalhar, tenho energia suficiente para as minhas actividades de lazer.

O O O O O

11. Por vezes, sinto-me mal com as minhas tarefas profissionais.

O O O O O

12. Depois do meu trabalho, sinto-me normalmente esgotado e cansado .

O O O O O

13. Este é o único tipo de trabalho que consigo imaginar-me a fazer

O O O O O

14. Normalmente, consigo gerir bem a quantidade do meu trabalho.

O O O O O

15. Sinto-me cada vez mais empenhado no meu trabalho.

O O O O O

16. Quando trabalho, sinto-me normalmente cheio de energia.

O O O O O

Nota. Os itens de desmotivação são 1, 3(R), 6(R), 7, 9(R), 11(R), 13, 15. Os itens de exaustão são 2 (R), 4 (R), 5, 8 (R), 10, 12 (R), 14, 16. (R) Significa item invertido quando as pontuações devem ser tais que pontuações mais altas indicam mais esgotamento.

ESCALA DE EMPENHAMENTO NO TRABALHO NO EXTERIOR (UWES)

Vigor

1. No meu trabalho, sinto-me cheio de energia
2. No meu trabalho, sinto-me forte e vigoroso
3. Quando me levanto de manhã, apetece-me ir trabalhar
4. Posso continuar a trabalhar durante períodos muito longos de cada vez
5. No meu trabalho, sou muito resiliente, mentalmente
6. No meu trabalho, mantenho-me sempre firme, mesmo quando as coisas não correm bem

Dedicação

1. Considero o trabalho que faço cheio de significado e objetivo
2. Estou entusiasmado com o meu trabalho
3. O meu trabalho inspira-me
4. Orgulho-me do trabalho que faço
5. Para mim, o meu trabalho é um desafio

Absorção

1. O tempo voa quando estou a trabalhar
2. Quando estou a trabalhar, esqueço-me de tudo o que está à minha volta
3. Sinto-me feliz quando estou a trabalhar intensamente
4. Estou imerso no meu trabalho
5. Deixo-me levar quando estou a trabalhar
6. É difícil desligar-me do meu trabalho

<u>Opções:</u>

Quase nunca/raramente/às vezes/frequentemente/muito frequentemente/sempre

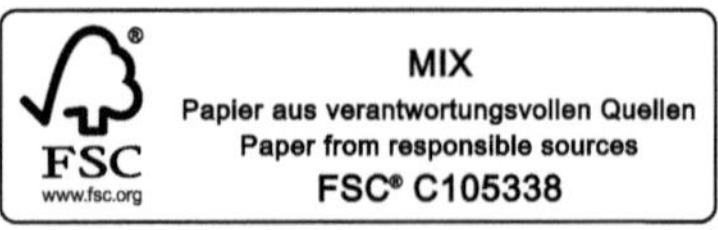

Printed by Books on Demand GmbH, Norderstedt / Germany